健康ライブラリー　イラスト版

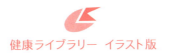

脳卒中の再発を防ぐ本

杏林大学医学部教授・脳卒中センター長
平野照之 監修

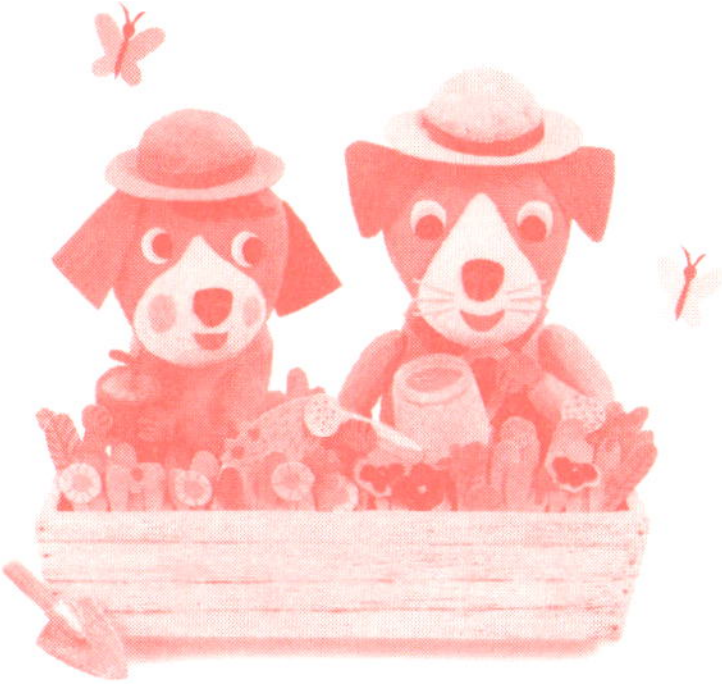

講談社

まえがき

脳卒中は突然起こり、その後の生活を大きく左右します。この本を手に取った方は、脳卒中になった方やそのご家族の方でしょうか。まだ混乱のただなかという方もいらっしゃるかもしれませんね。

脳卒中は時間が勝負の病気です。医療機関ごとの役割が地域のなかで決まっていて、病態や病期に応じて治療を分担しています。

脳卒中発症時は、「救命」が最優先です。設備の整った医療機関「急性期病院」で、さまざまな専門性をもつ医師たちが協力して治療に当たります。

命の危機を脱したら、「回復」です。リハビリによる回復は、発症から三〜六ヵ月までが目安です。急性期病院でもリハビリのスタッフや設備はありますが、より専門的なリハビリを受けるには専門の病院へ転院が必要です。

日常生活が可能と判断されたら、自宅へ戻って、かかりつけ医の下で療養しながら「生活」していきます。

発症後、まだ不安ななかで転院・退院をすすめられると、見放されたように感じる人もいるかもしれません。しかし、連携先の医師どうしはお互いの専門性を理解し、連携を深めています。例えば、私は神経内科医として急性期病院で脳卒中の治療に当たりながら、地域の医師とも勉強会を開いています。「もちはもち屋」の考え方で、病期によって医療機関が異なるのは、よりよい医療を受けていただくためだと考えてください。

退院後の「生活」が本当の勝負とも言われます。脳卒中の多くは、若いころからの生活習慣の結果として起こります。脳卒中の治療は日々進歩していますが、再発予防は患者さんの努力なしにはかないません。自宅でも薬の服用と生活習慣の改善を、一生続ける覚悟が必要です。「予防に勝る治療なし」。脳卒中はまさにこれに尽きます。この書籍で、なぜ脳卒中になったのかを知り、再発を防ぐにはどうしたらよいのかを、いっしょに考えていきましょう。

杏林大学医学部脳卒中医学教室教授
杏林大学医学部付属病院脳卒中センター長
平野 照之

脳卒中の再発を防ぐ本

もくじ

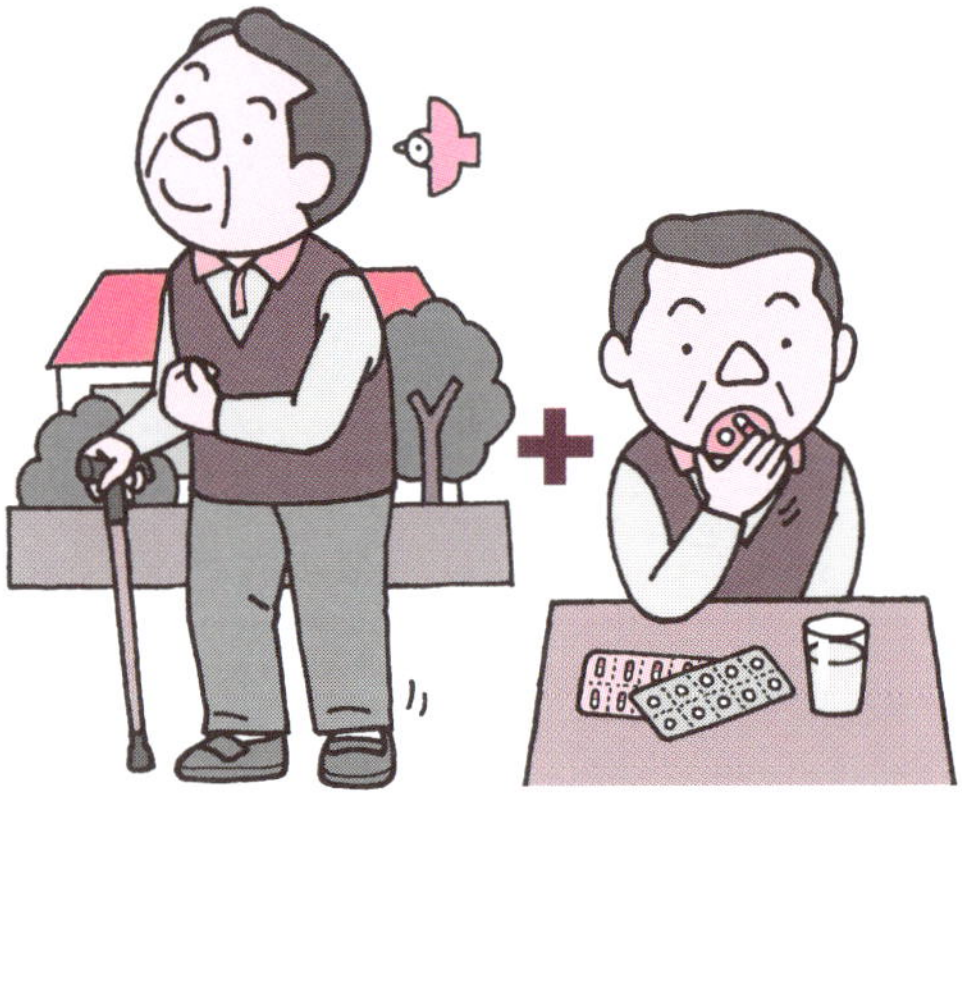

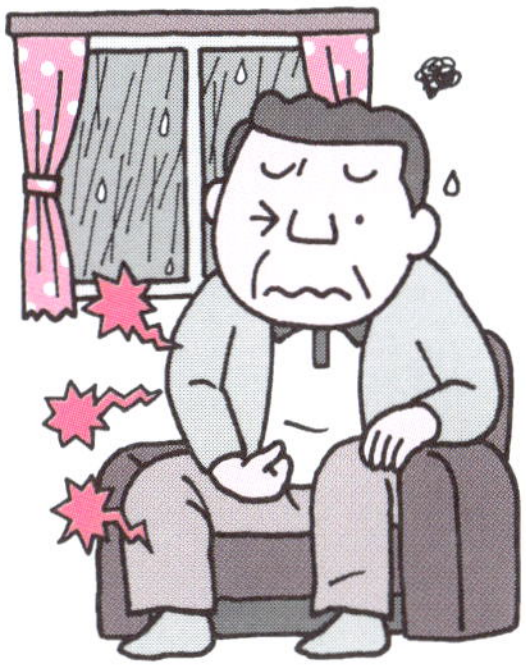

第2章 薬と手術で再発の危険性を下げる

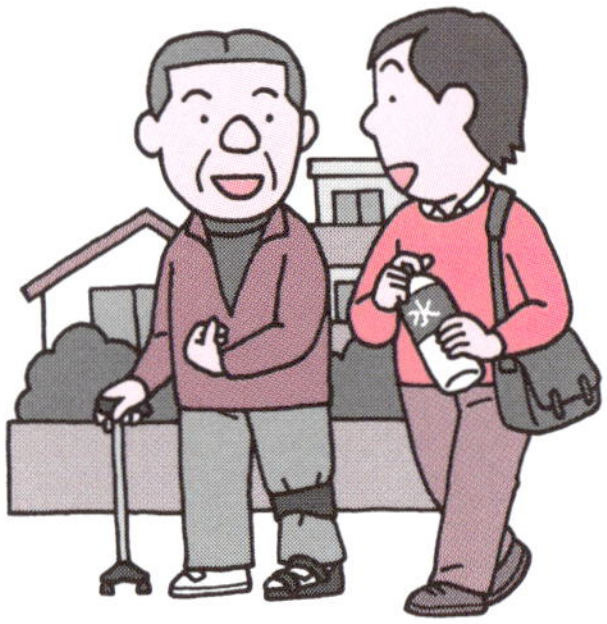

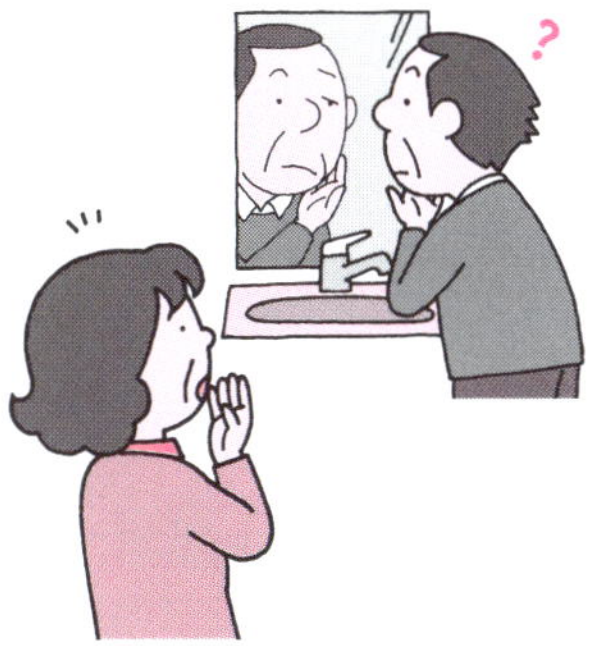

第4章 退院後の生活を豊かにする……77

脳卒中の治療はいつまで?

安心して暮らすためにも治療は一生続ける

脳卒中の発症後は再発予防に取り組むことを固く誓っても、時間がたつとおろそかになる人もいます。新しい自分に生まれ変わるつもりで取り組みましょう。

その後の治療は

その後のリハビリは

急性期
（発症～2週間程度）

救急車で医療機関に到着すると、「急性期治療」といって脳卒中の治療と命を救う治療がおこなわれます。発症翌日からリハビリも始まります。

脳卒中発症

発症は突然ですが、多くは何年も前から危険因子が積み重なって下地をつくっています。いつ発症してもおかしくない状態だったのです。

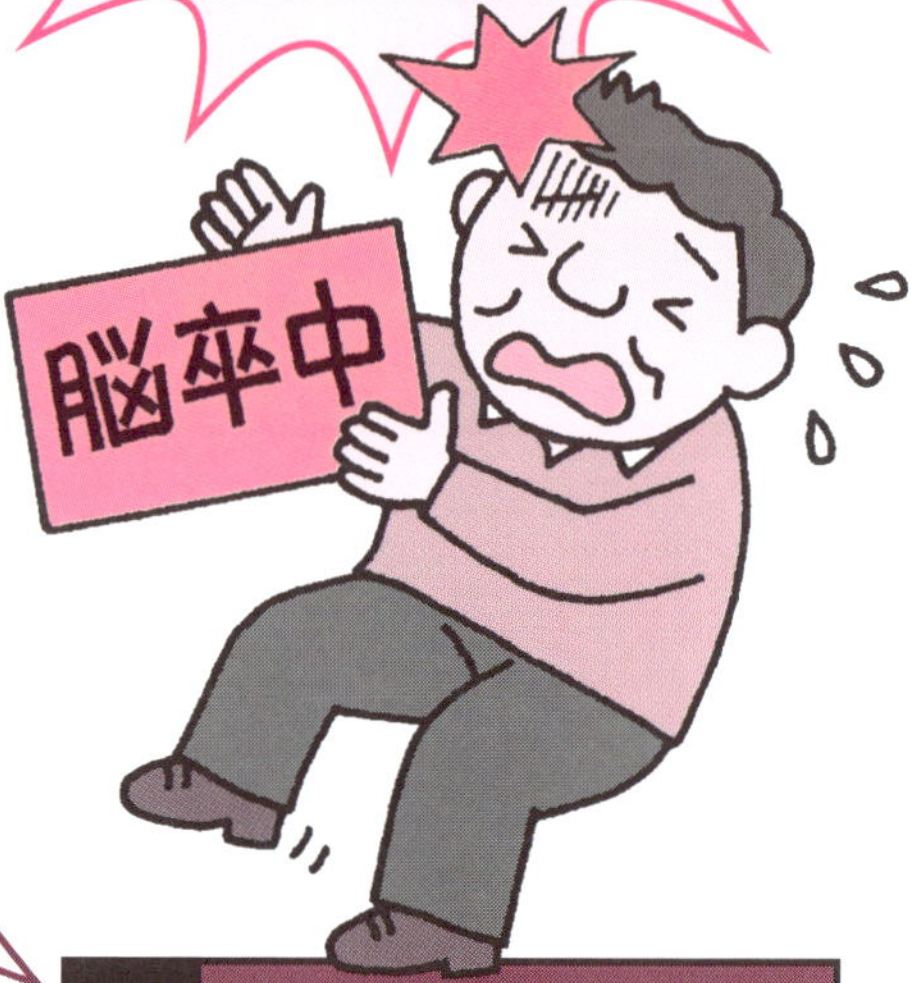

危険因子を改めないと何度でも再発する

危険因子とは、生活習慣病や心房《しんぼう》細動《さいどう》と、喫煙や食べすぎ、運動不足といった生活習慣。発症後は脳卒中を起こしたこと自体も加わるため、より再発しやすくなります。

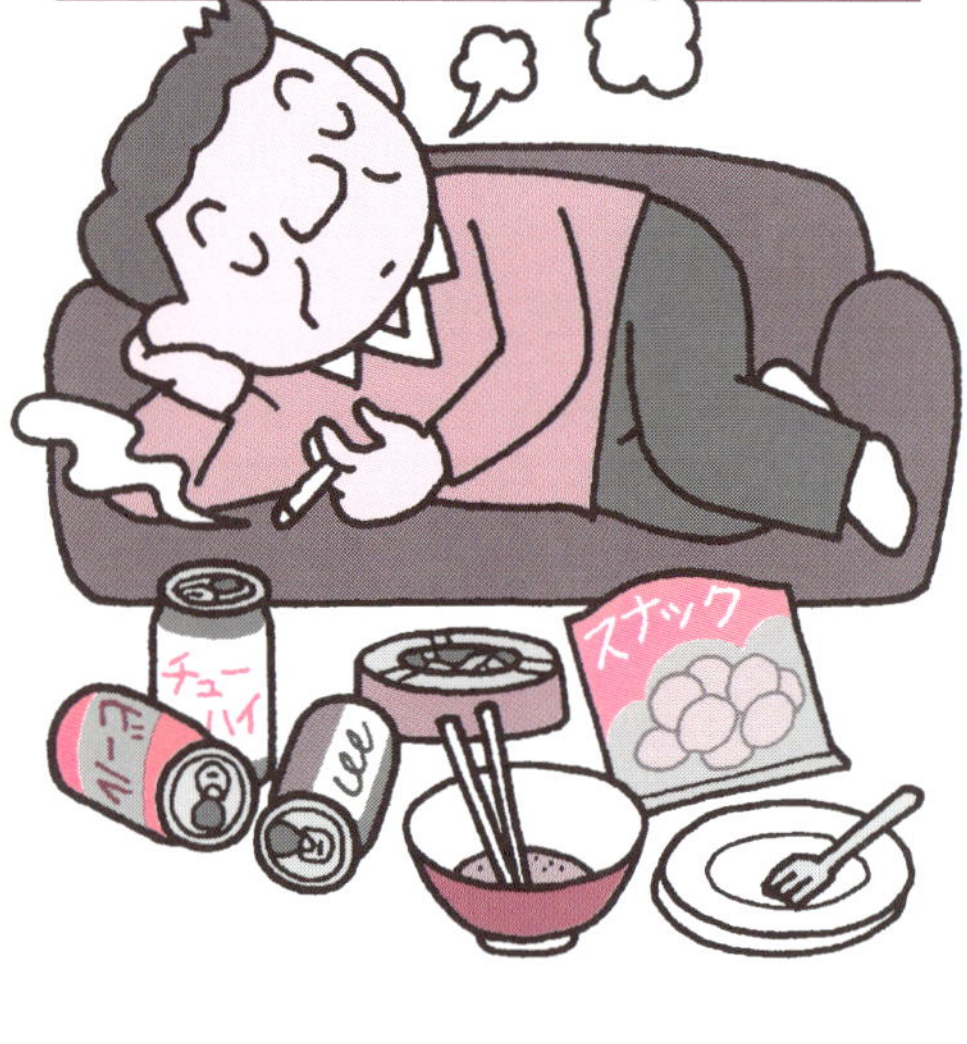

脳卒中発症の危険因子

- 生活習慣病（高血圧、糖尿病、脂質異常症）
- 心房細動（不整脈）
- 喫煙
- 多量飲酒
- 肥満
- 食べすぎ、運動不足

のみ薬+生活習慣改善が再発予防の柱

脳卒中の危険因子が減ると、再発の危険性も下がります（→ P32）。生活習慣病や心房細動の治療薬、血栓を防ぐ薬などを使います。禁煙や節酒、肥満の改善も重要です（→ P62）。

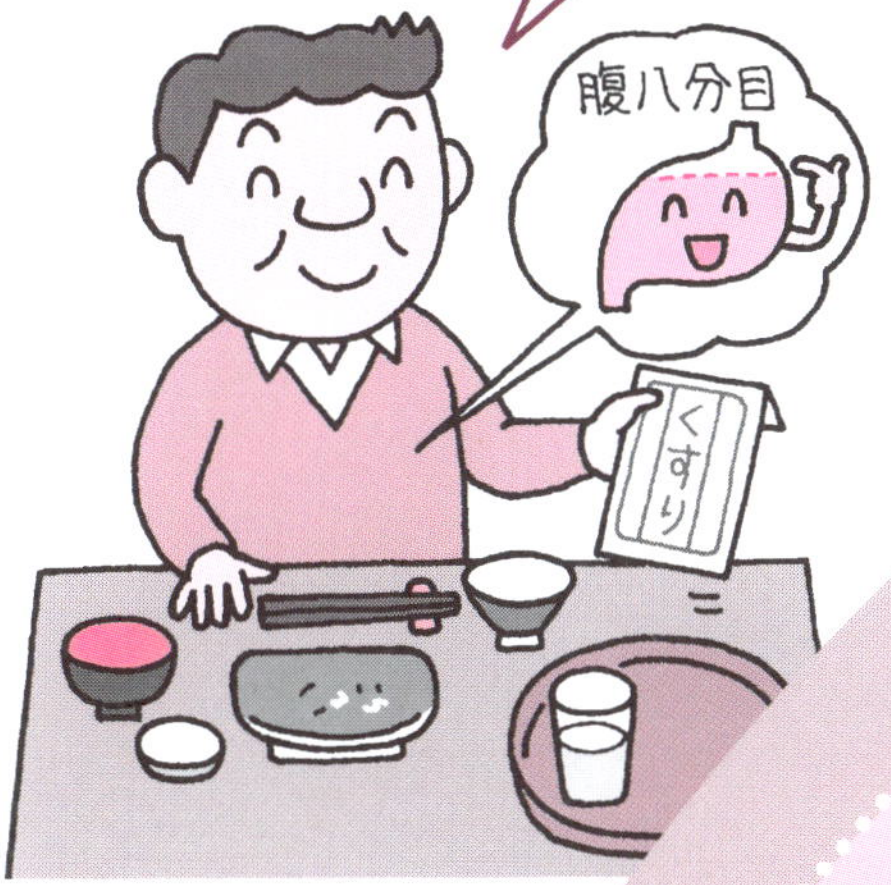

薬をのんでいるからといって安心せず、生活習慣の改善も徹底しよう

慢性期（2週間以降）

発症後２週間以降は、治療では、慢性期となり、再発予防が中心です。リハビリ専門病院や自宅でも、再発予防の治療を続けます。

回復期（2週間～６ヵ月程度）

維持期（６ヵ月以降）

急性期以降のリハビリは回復期と維持期があります。回復期ではリハビリ専門病院に転院し、機能を改善させます。維持期は退院して自宅に戻り、機能を維持するリハビリを続けます（→ P25）。

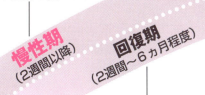

治療とリハビリは生涯続ける

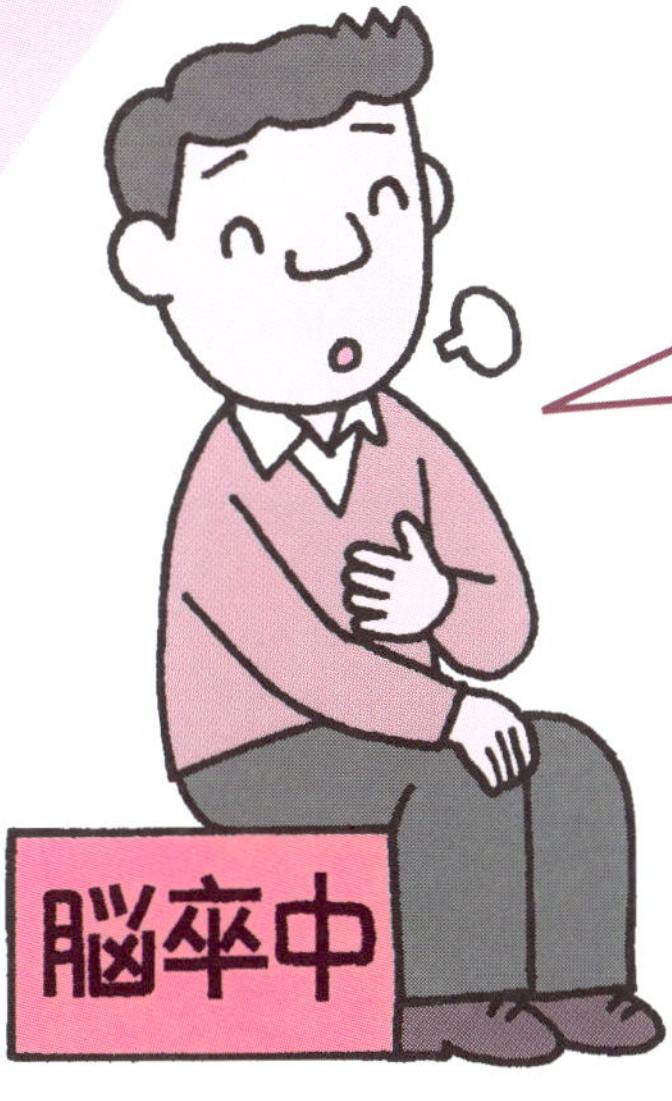

危険因子が減ると再発リスクも減る

慢性期は再発しないかぎり続きます。再発予防も生涯必要です。脳卒中を起こした事実はなくせませんが、ほかの危険因子を減らすことはできます。気をゆるめずに予防を続けましょう。

脳卒中の治療は進歩している

脳卒中は命にかかわる病気ですが、治療の進歩によって死亡率は低下しています。
一方、再発予防の治療を中断する人が多いことが問題です（→ P34）。

再発予防が重要

再発率も低下して、近年は35%程度というデータもあります※。生活習慣病の治療薬や血栓を防ぐ薬が進歩したためと考えられます。しかし、治療を中断すると再発しやすくなることは変わりありません。

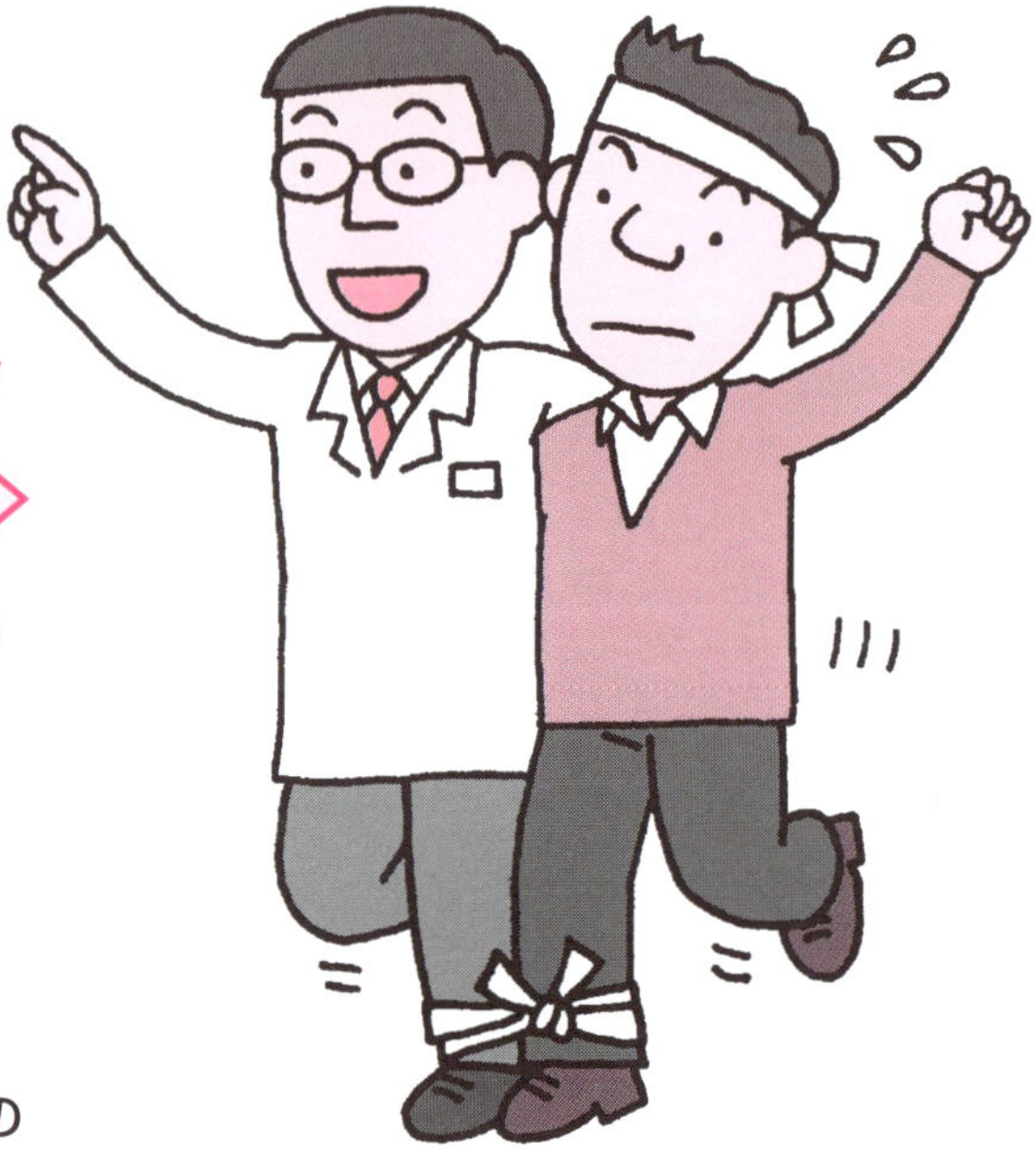

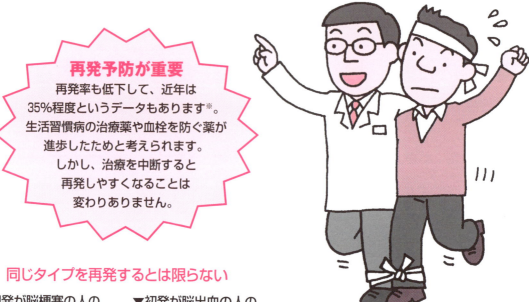

退院後はかかりつけ医が主治医になる。定期的に受診して、治療と生活習慣の改善を続ける

同じタイプを再発するとは限らない

▼初発が脳梗塞の人の再発時※　　▼初発が脳出血の人の再発時※

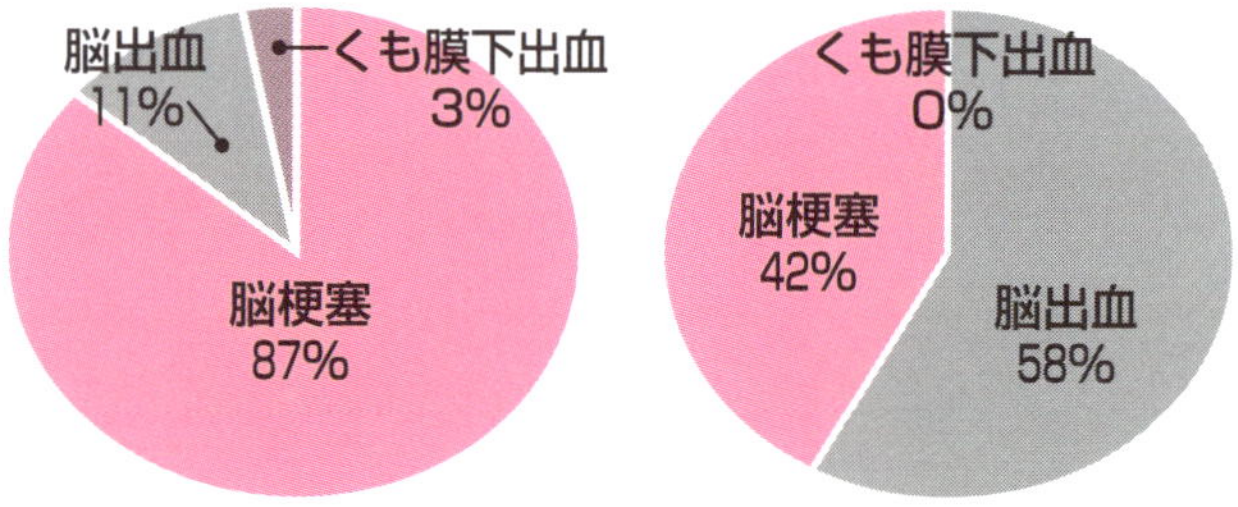
脳出血
11%
くも膜下出血
3%
脳梗塞
87%
くも膜下出血
0%
脳梗塞
42%
脳出血
58%

グラフは 1988 ～ 2012 年の 24 年間で、脳卒中を起こした人を対象に、再発時の脳卒中のタイプを調べたもの。初発が脳梗塞の人は、再発時も脳梗塞を起こす割合が高いが、初発が脳出血だと再発時に脳梗塞を起こす人も多いことがわかる

※第 42 回日本脳卒中学会総会（STROKE2017）発表、
「脳卒中再発率は時代とともに低下――久山町研究より」を元に一部改変

中断は厳禁！気をゆるめずに続けて

初発と再発で脳卒中のタイプが異なる人もいます。脳卒中の知識を深め、治療の理由を知り、薬をのみ続けましょう。薬に頼りすぎず、生活習慣の改善を続けることも重要です。

第1章

今後起こりうることを知っておく

脳卒中は突然起こります。多くの場合、発症後は生活が大きく変わりますから、まだ混乱している人もいるかもしれません。なぜ脳卒中になったのかを知ると、自分の今の状態や、これからどうすればよいかがわかります。

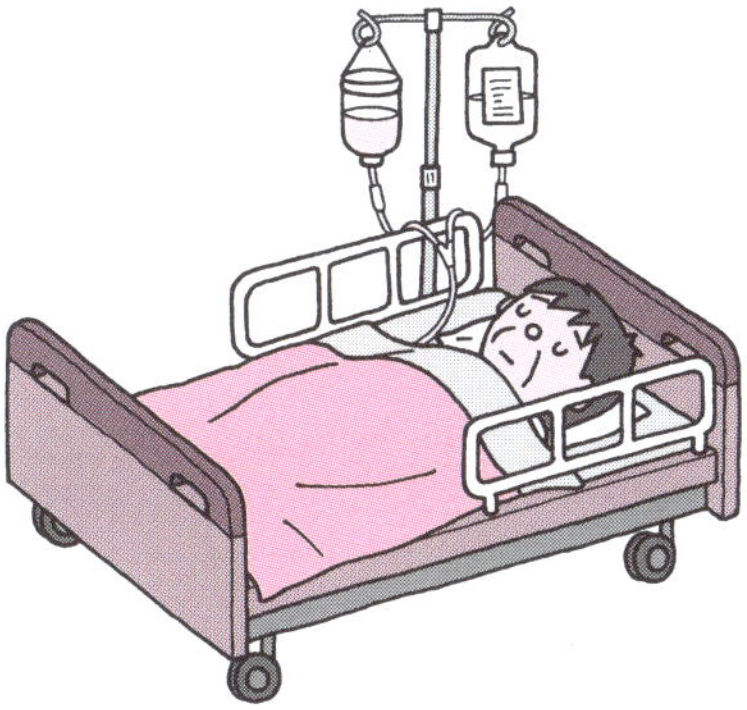

詰まった？ 切れた？

自分の状態と病気をしっかり理解しよう

ひとくちに脳卒中といっても、その原因と状態は大きく3つに分けられています。自分はどのタイプなのか把握しておきましょう。

あなたの脳卒中はどのタイプ?

脳卒中には、脳の血管が詰まる「脳梗塞《のうこうそく》」、脳の血管が切れたり破れたりする「脳出血」「くも膜下《まくか》出血」の３つがあります。

タイプを知ると必要な対策が見えてくる

脳卒中とは脳の血管が詰まったり、切れたりして起こる病気の総称で、「脳梗塞」「脳出血」「くも膜下出血」の三つのタイプに分けられます。

起こり方はそれぞれ異なりま

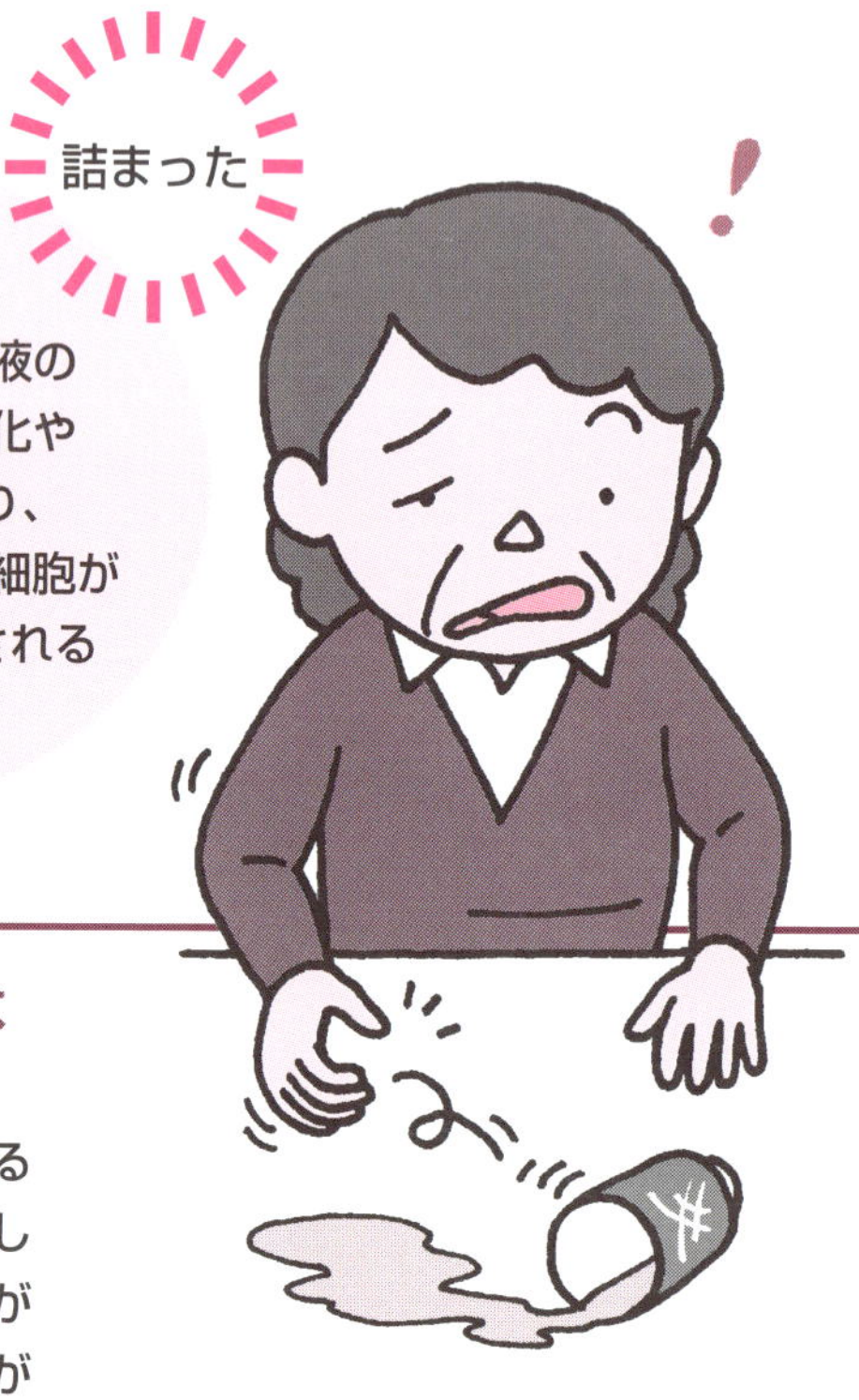

脳梗塞

脳の血管の内側（血液の通り道）が、動脈硬化や血栓《けっせん》によって詰まり、血流が途絶える。脳の細胞が血流不足になり障害される（→ P17 ～ 19）。

脳梗塞と脳出血は症状が同じ

脳梗塞や脳出血が起こると、半身のマヒや手足のしびれ、意識障害、ろれつが回らない、視野異常などが現れます。症状は、血流が途絶えることによって起こります。

脳梗塞も脳出血も痛みはなく、マヒなどの症状が突然起こる。脳出血は徐々に悪化するす。脳梗塞は血管が詰まって起こります。一方、脳出血とくも膜下出血は血管が切れたり破れたりすることによるものです。

　脳梗塞と脳出血の原因は主に動脈硬化で、血管の内側が狭くなったり、血管がもろくなったりすることです。くも膜下出血は血管にできたこぶが原因です。

　再発を予防するには、それぞれの原因に応じた対策をとることが大切です。

切れた

くも膜下出血

脳の太い血管にできたこぶ（動脈瘤《どうみゃくりゅう》）の破裂や、先天的な脳血管の異常により血管が破れ、脳を覆う膜の内側で出血が起こるもの。

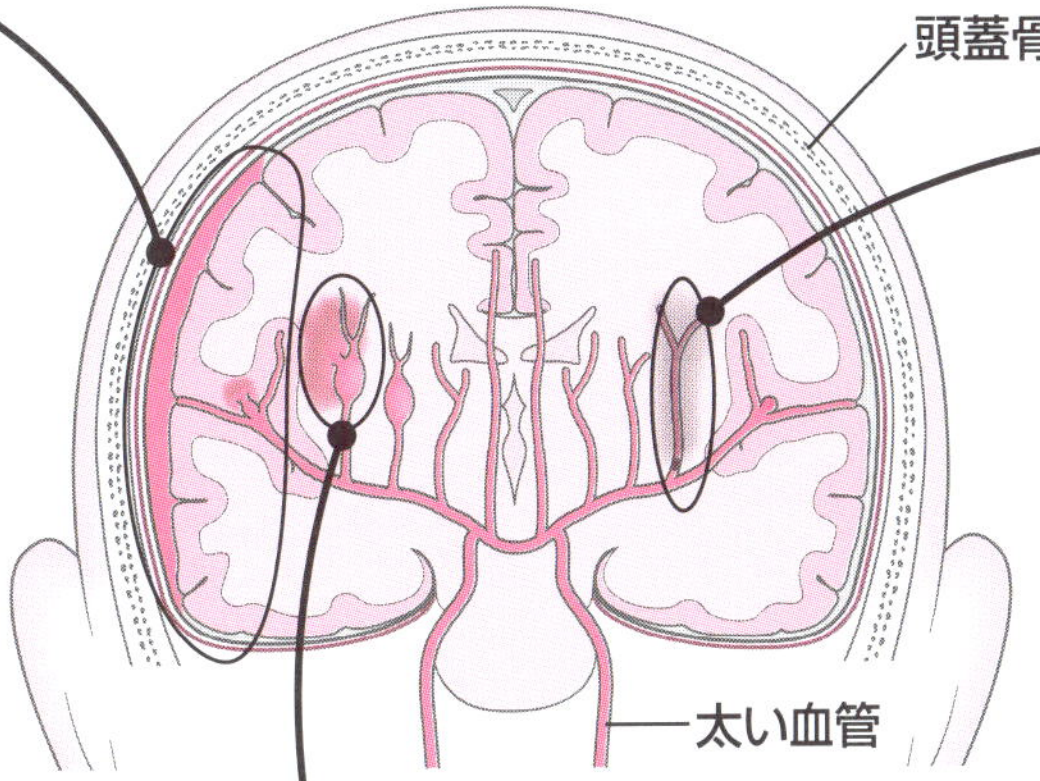

脳を前から見た図。脳は薄い膜で覆われている。脳内には細い血管が多数張り巡らされている

切れた

脳出血

脳の血管が何らかの原因で、切れたり破れたりして出血するもの。脳内にたまった血のかたまり（血腫《けっしゅ》）が脳を圧迫する（→ P17）。

くも膜下出血は激しい頭痛が特徴

　くも膜下出血の多くは、発症時に非常に激しい頭痛が現れます。症状は急激に現れ、命にかかわる可能性が高い病気です。

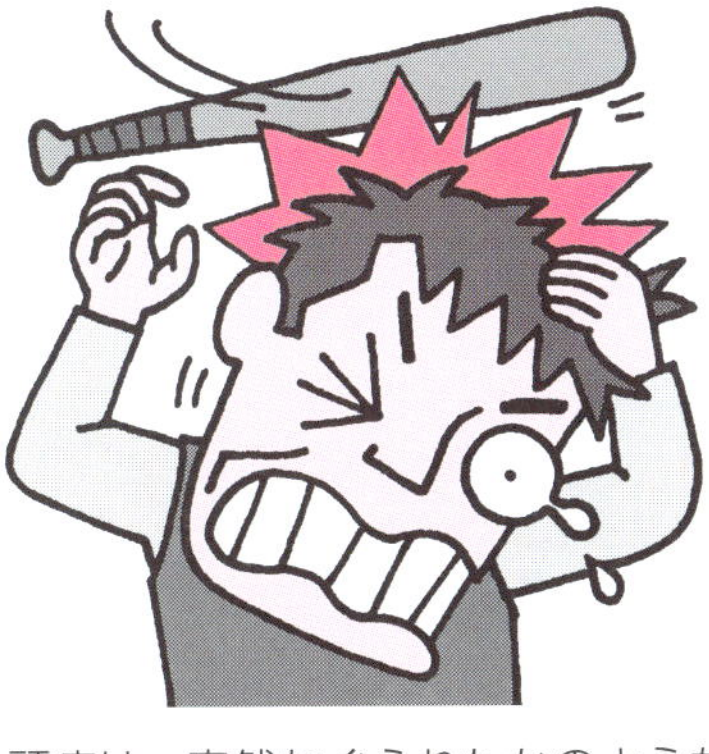

頭痛は、突然なぐられたかのような、はっきりとわかる強いもの

なぜ脳卒中になった？①

血管が詰まりやすい・切れやすい状態だった

脳卒中は突然発症しますが、原因である脳の血管の動脈硬化は、何年もかけて進行していました。詰まりやすく、切れやすくなっていたのです。

血管が老化して狭く、もろくなっている

血管の加齢による変化の１つが動脈硬化です。その影響で血管が狭くなったり、もろく破れやすくなったりします。動脈硬化は加齢とともに進行しますが、生活習慣病などがあると悪化しやすくなります。

血管内が狭い

首や脳の入り口などの太い血管では、血管壁にアテローム（粥腫《じゅくしゅ》→ P18）ができます。血液の通り道が狭くなって、血液が流れにくくなります。

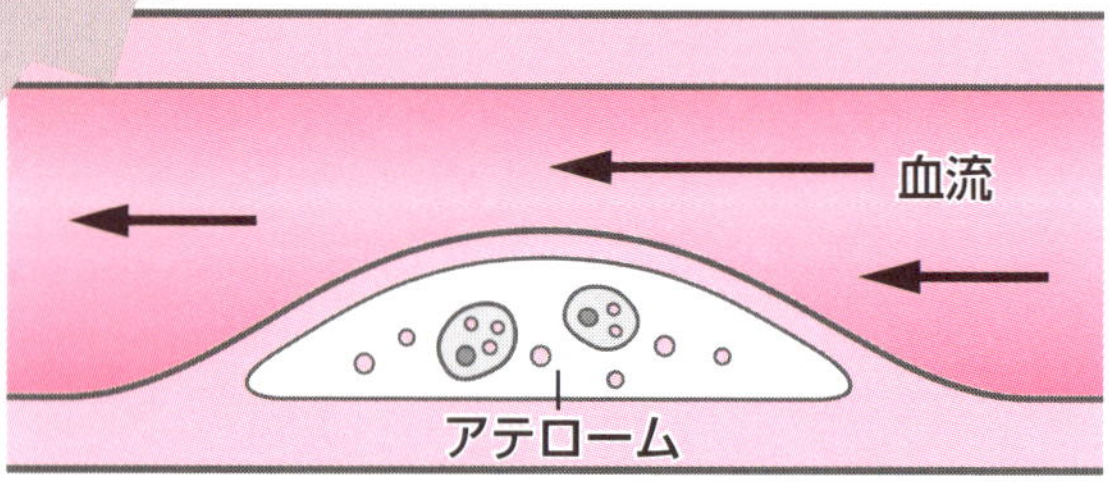

アテロームが破れると

破れた部分を治そうと血小板が集まり、血栓をつくる。血栓がはがれて、血流にのって別の血管を詰まらせることもある

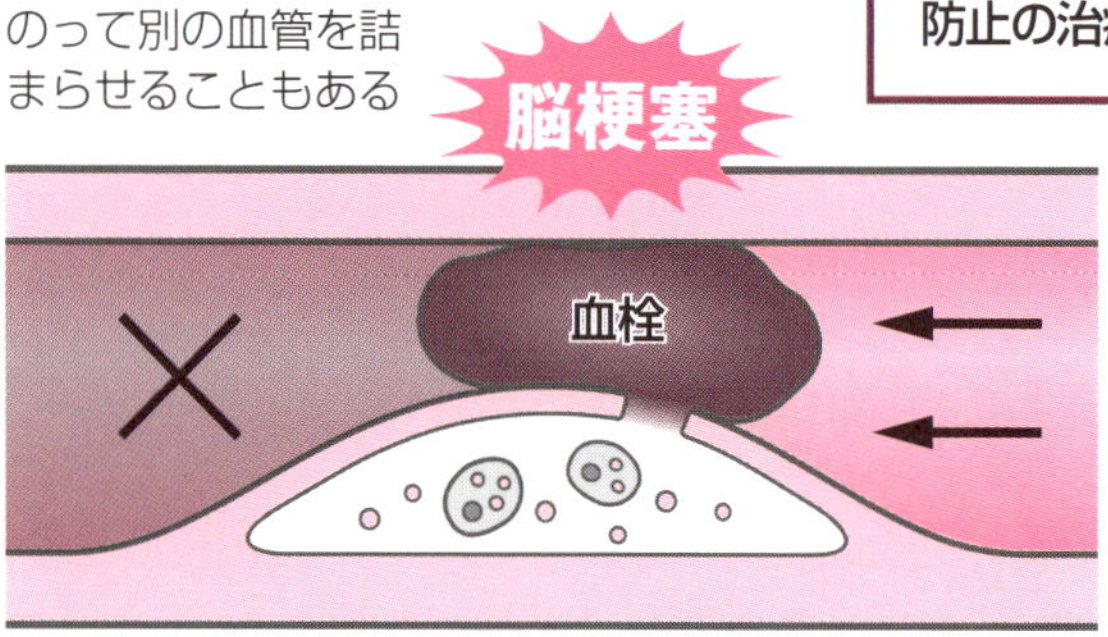

脳卒中の治療後もアテロームは残る

治療では血栓を溶かして血管の詰まりを解消しますが、アテロームそのものは残ります。そのため、再発防止の治療が欠かせません。

脳卒中の治療後も血管のもろさは残る

脳出血を起こした人は、脳の血管全体がもろくなっています。治療で出血が治まっても、血管のもろさ自体は改善されません。

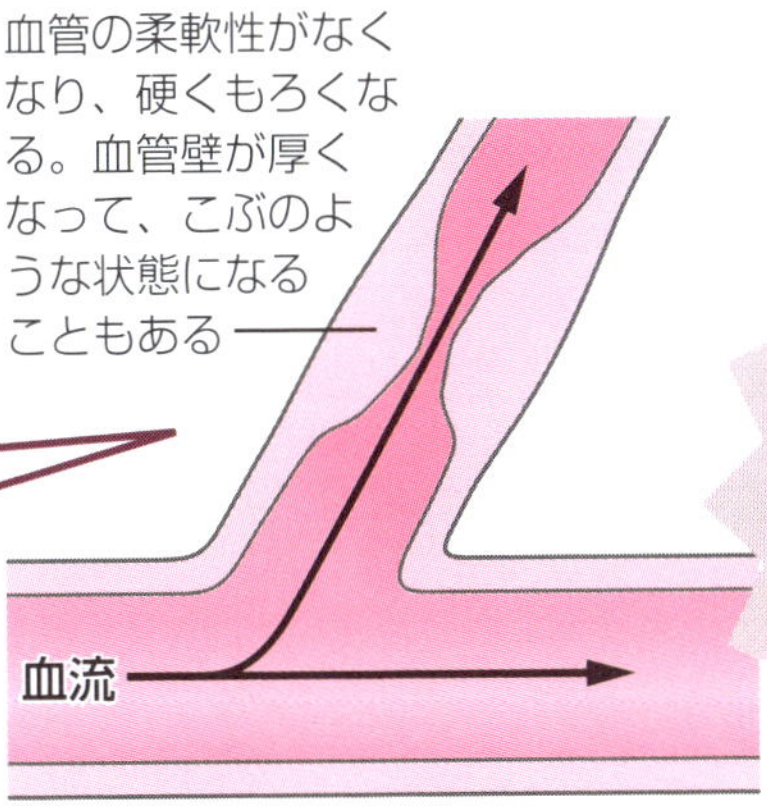
血管の柔軟性がなくなり、硬くもろくなる。血管壁が厚くなって、こぶのような状態になることもある
血流

血管がもろい

脳内の細い血管に動脈硬化が起こると、血管の弾力性が失われ、硬くもろくなります。血管が切れたり、破れたりしやすい状態です。

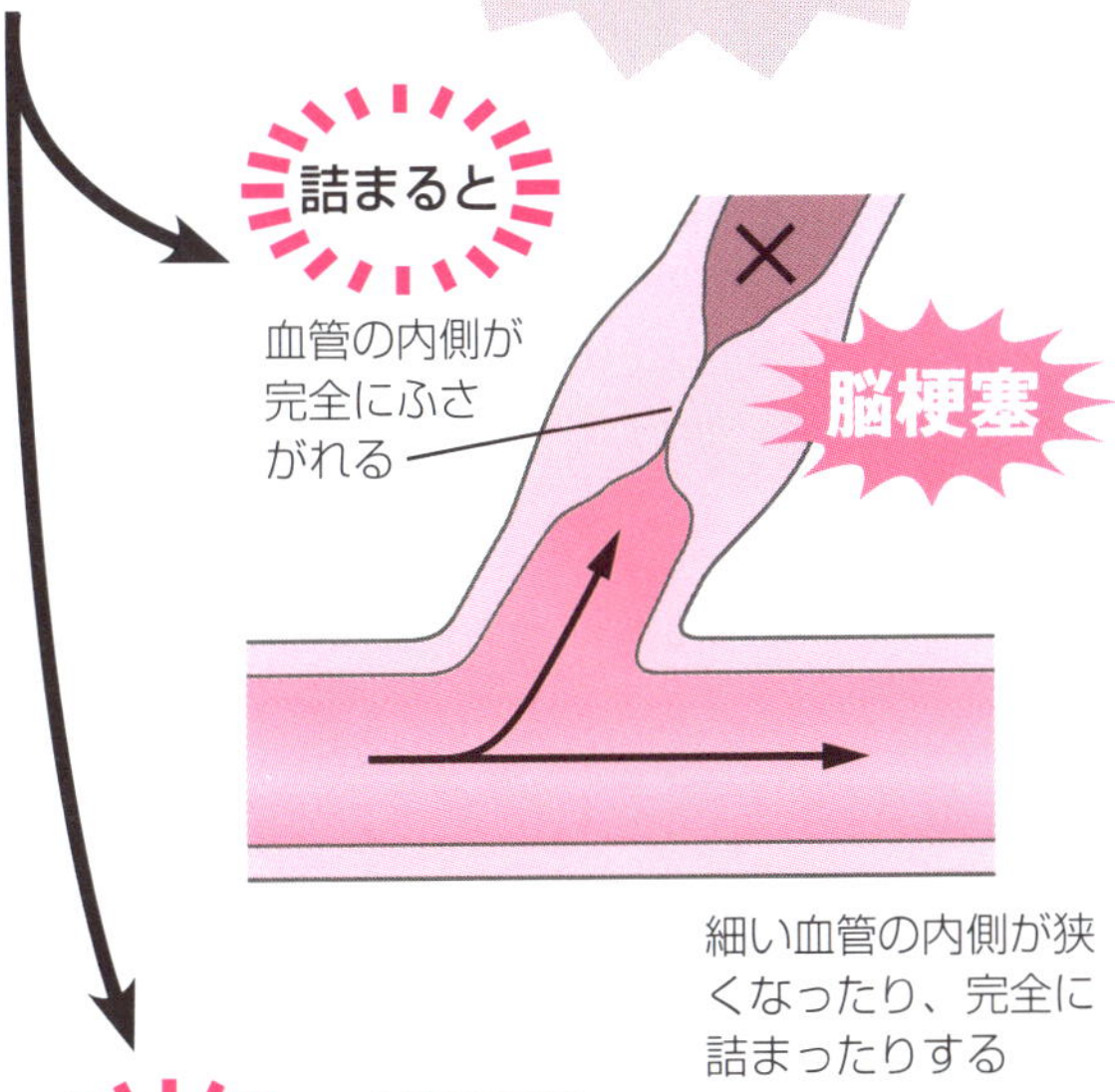
詰まると
血管の内側が完全にふさがれる
脳梗塞
細い血管の内側が狭くなったり、完全に詰まったりする

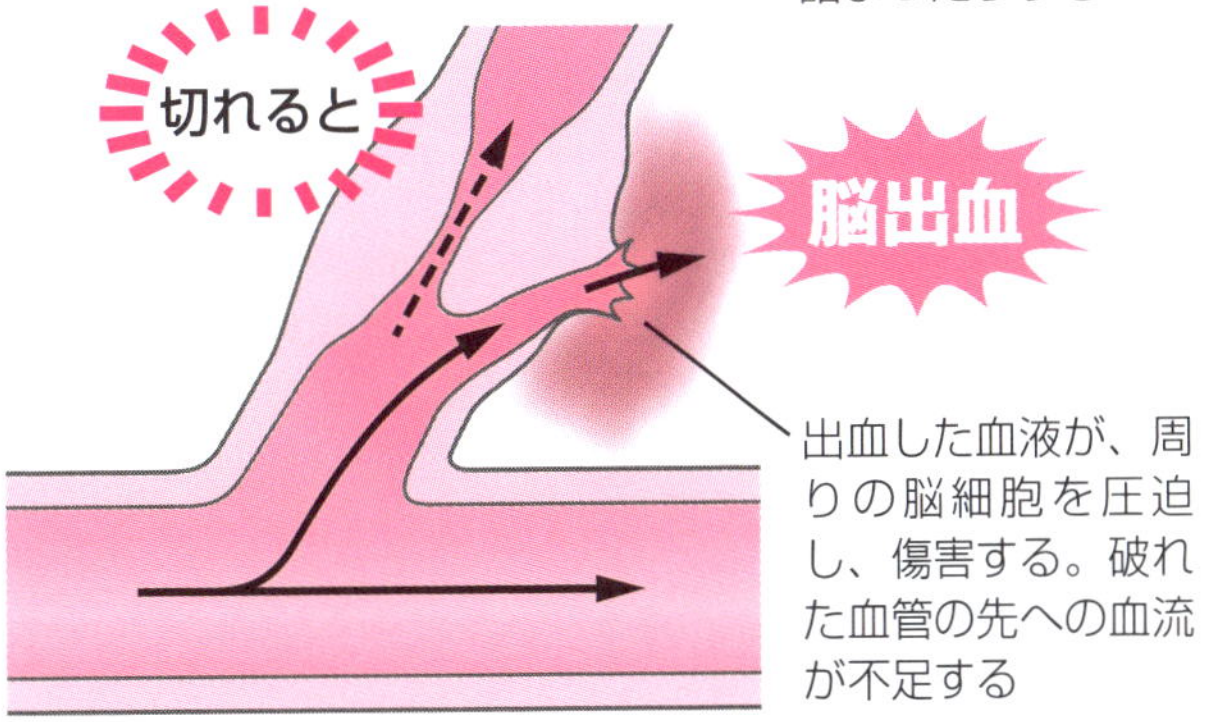
切れると
脳出血
出血した血液が、周りの脳細胞を圧迫し、傷害する。破れた血管の先への血流が不足する

長い時間をかけて脳卒中の下地ができた

脳卒中は、ほとんどがある日突然発症します。患者さんにとってはまさに青天の霹靂《へきれき》ですが、実は脳の血管では発症の下地となる動脈硬化が何年も前から進んでいたのです。

動脈硬化は老化に伴いだれにでも起こり、時間をかけて進みます。しかし高血圧や高血糖、脂質異常などがあると進行しやすく、血管が狭くなったり、もろく切れやすくなったりします。

動脈硬化が進んだ血管を元の状態に戻すことはできません。脳卒中を治療しても、動脈硬化は残ります。再発を防ぐには、動脈硬化を今以上に進ませないようにするしかないのです。

なぜ脳卒中になった？②

肥満や生活習慣を徹底的に直す必要があった

動脈硬化は老化によって、だれにでも起こります。そのスピードを速め悪化させる危険因子があると、脳卒中のリスクも高まります。

脳卒中を起こしやすくする要因

脳の血管の動脈硬化が進行するほど、脳卒中を起こす危険性が高くなります。その動脈硬化が進む要因にはいくつかあり、多くもつほどリスクも増します。

肥満

高血圧や高血糖、脂質異常症の原因になります。特に、おなかに脂肪がたまる「内臓脂肪型肥満」は危険なタイプです。生活習慣病になりやすく、動脈硬化も悪化しやすい状態です。

喫煙

たばこに含まれる物質によって血管の細胞がダメージを受け、動脈硬化が進みます。喫煙すると全身の血管が収縮し、高血圧を悪化させて動脈硬化を促します。

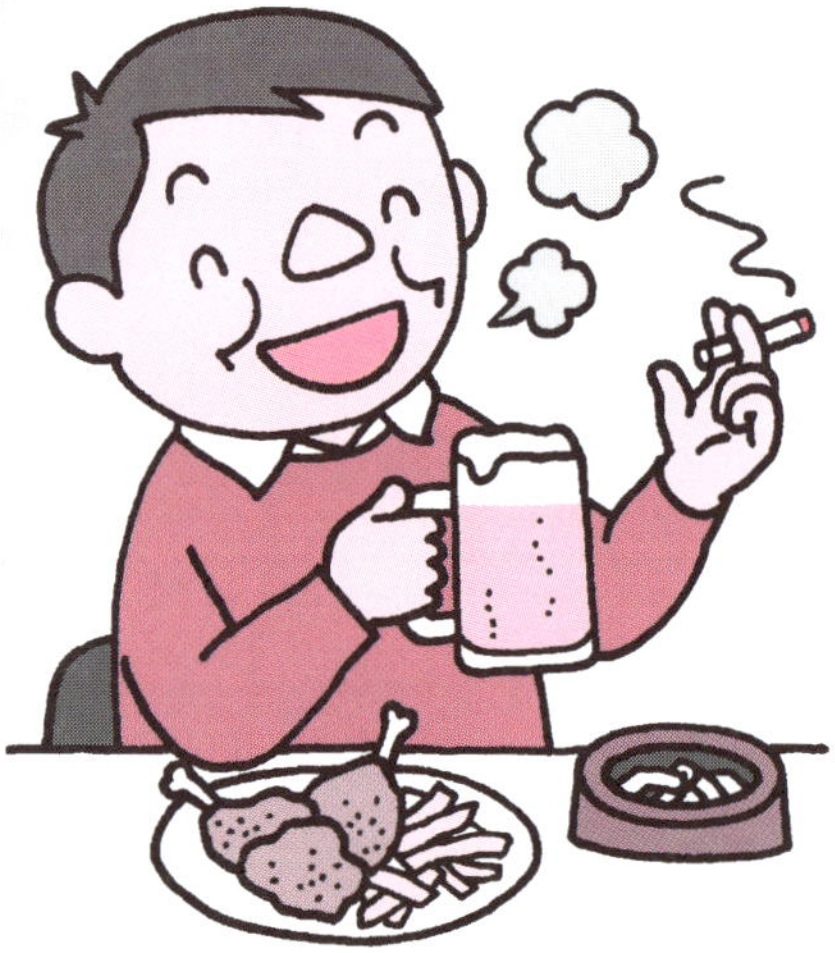

お酒を飲みながらたばこを吸うと、血管へのダメージが大きい

多量飲酒

お酒をたくさん飲む人ほど高血圧になりやすく、動脈硬化が進むことがわかっています。心臓に負担をかけて不整脈を招くため、脳卒中の危険を高めます。

地道な努力がもっと必要だった

脳梗塞と脳出血は、動脈硬化が進むことによって発症する危険が高くなります。その動脈硬化を進ませる要因には、肥満や喫煙、多量飲酒、高血圧などの

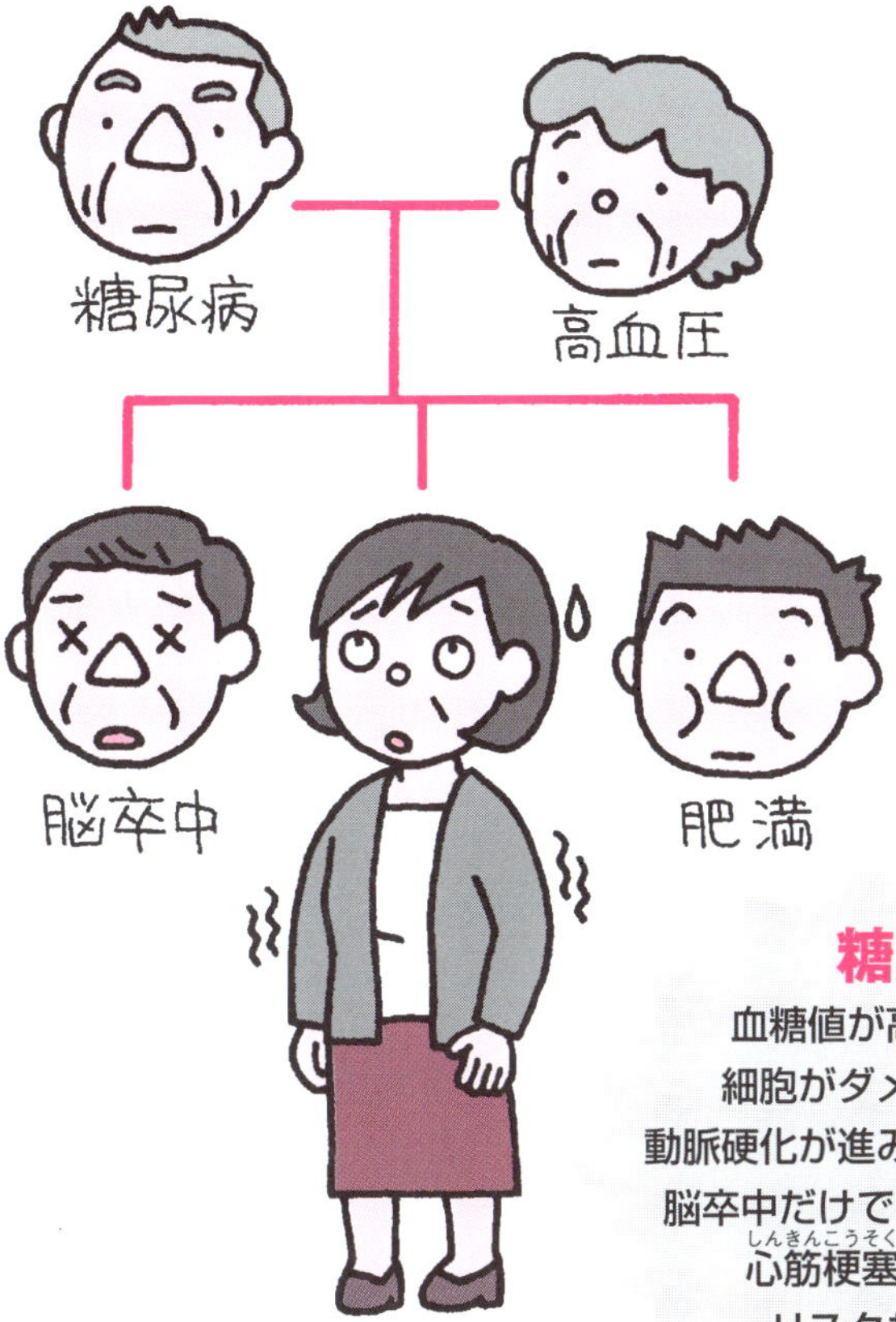

親やきょうだいなど、近い血縁に生活習慣病や脳卒中の患者さんがいる人は、同じ病気になりやすい。生活習慣病には遺伝的に起こりやすいタイプもある

高血圧

脳卒中の最大の危険因子です。
血圧の急激な変動は、脳卒中の発作の引き金にもなります。
肥満や過度のストレス、生活習慣の乱れなどが高血圧を招きます。

生活習慣病

糖尿病

血糖値が高いと血管の細胞がダメージを受け、動脈硬化が進みやすくなります。
脳卒中だけでなく、狭心症《きょうしんしょう》や心筋梗塞《しんきんこうそく》、腎臓病《じんぞうびょう》のリスクも高めます（→ P28）。

脂質異常症

特に LDL コレステロール値が高いと、アテローム性（→ P18）の動脈硬化が進みやすいことがわかっています。

不整脈

不整脈の「心房細動（→ P21）」というタイプは、心臓で血栓をつくりやすい病気です。不整脈は、加齢だけでなく喫煙や飲酒などでも起こりやすくなります。

生活習慣病があります。

　実際、脳卒中を起こした人のほとんどが、これらの危険因子のいくつかをもちあわせています。自分でも血圧が高いことやお酒を飲みすぎること、たばこをやめられないことなどを気にしていたものの、改善できなかったというケースが多いのです。

　脳卒中の再発を防ぐには、動脈硬化を促す危険因子を徹底的に減らす努力をする必要があります。

今の状態は？①

高血圧が長く続いて細い血管が傷んでいる

脳出血や軽症の脳梗塞を起こした人では、細い血管で動脈硬化が進んでいます。強い圧力が血管にかかり続けることで動脈硬化が進み、血管がもろくなっているのです。

高血圧で血管が硬く、もろくなってくる

脳卒中を起こした患者さんには、もともと高血圧がある人が非常に多く見られます。健康診断のときに高血圧を指摘されてもそのままにしたり、降圧薬などで治療をしていても十分に血圧のコントロールができていなかったりした人が多いのです。

今後、再発を予防するためには薬で血圧を確実に下げるようにコントロールしなければなりません。急性期は、脳出血では早く血圧を下げ、脳梗塞ではあまり下がりすぎないようにします。慢性期はタイプにかかわらず複数の降圧薬を使います。

細い血管は詰まりやすく、切れやすい

細い血管はダメージを受けやすく、特に高血圧で動脈硬化が進みます。動脈硬化が進むほど、高血圧もまた悪化する関係にあります。

今の血管の状態

高血圧により血管の柔軟性が失われ、硬くもろい状態です。脳の動脈壁に小さなこぶができていれば、破裂する危険もあります。

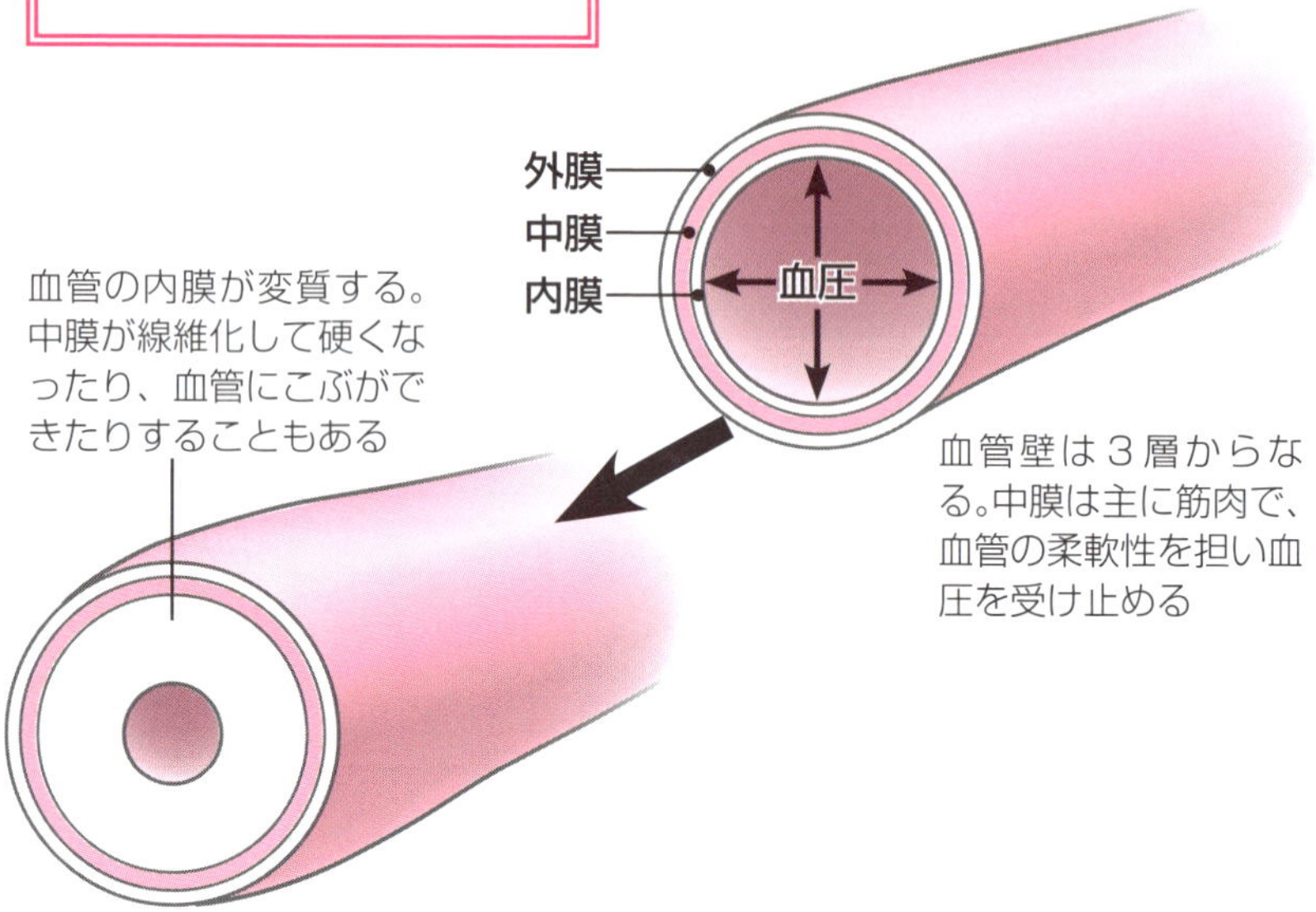

血管壁は3層からなる。中膜は主に筋肉で、血管の柔軟性を担い血圧を受け止める

血管の内膜が変質する。中膜が線維化して硬くなったり、血管にこぶができたりすることもある

今の脳の状態

脳内のいたるところで動脈硬化が進み、血管がもろくなっています。細い血管ほど詰まりやすく切れやすいため、脳梗塞と脳出血のどちらも起こる危険があります。

脳出血を起こした人は

一度、脳出血を起こした血管は固まるため、再出血を起こすことは少ないが、別の血管が切れたり破れたりして再発することがある。再発時には脳梗塞を起こす人も多い

脳梗塞を起こした人は

細い血管が詰まるタイプを「ラクナ梗塞」という。このタイプは複数の場所で小さな梗塞を起こしている場合が多い

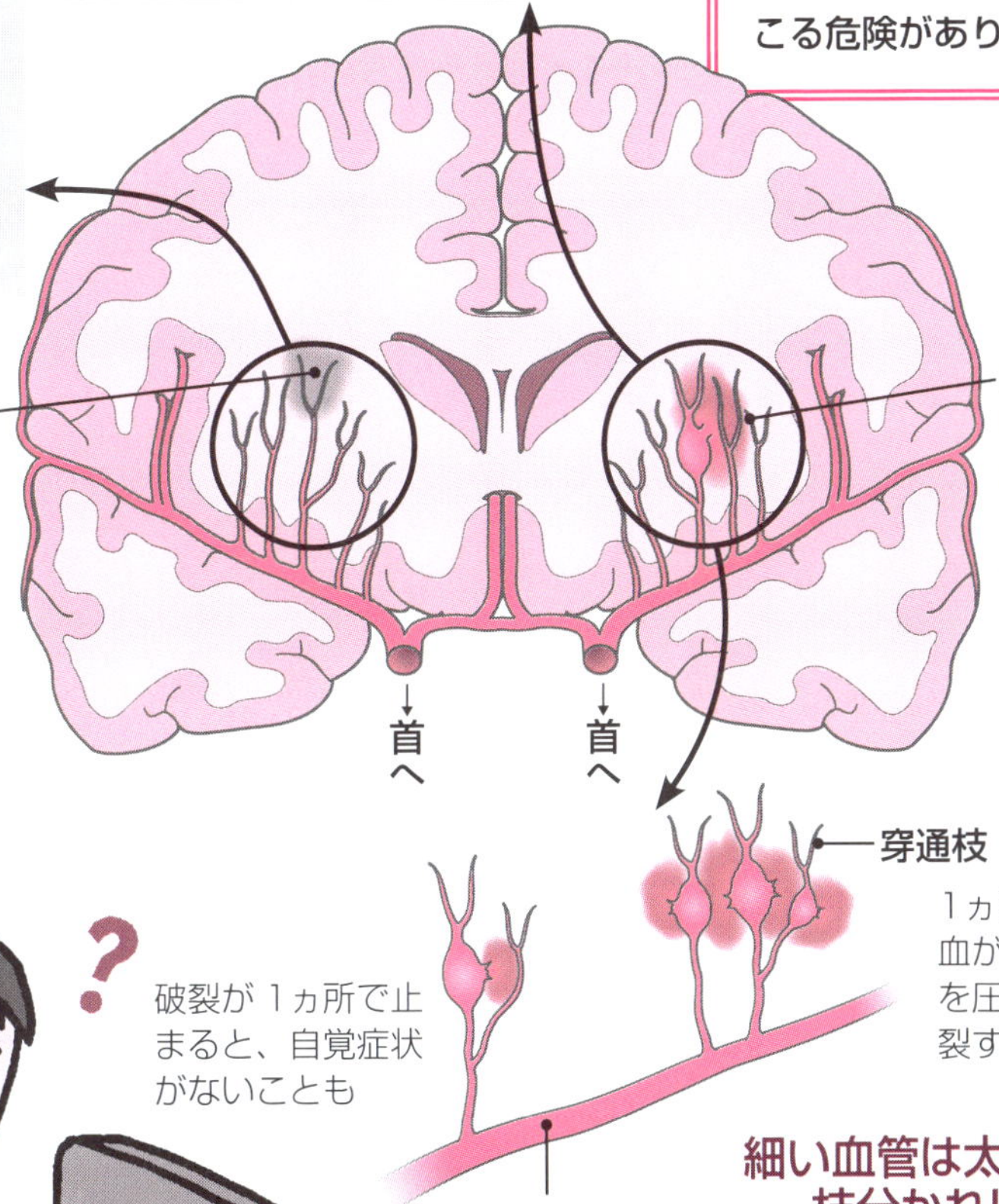

脳梗塞で障害された範囲
脳出血で障害された範囲
細い血管に起こるので、障害範囲は小さめ
首へ
首へ
穿通枝
1ヵ所破裂すると、出血がほかのもろい血管を圧迫して、次々と破裂することがある
破裂が1ヵ所で止まると、自覚症状がないことも
主幹動脈

意識障害はなく、手足のしびれやマヒなどを感じる人が多い

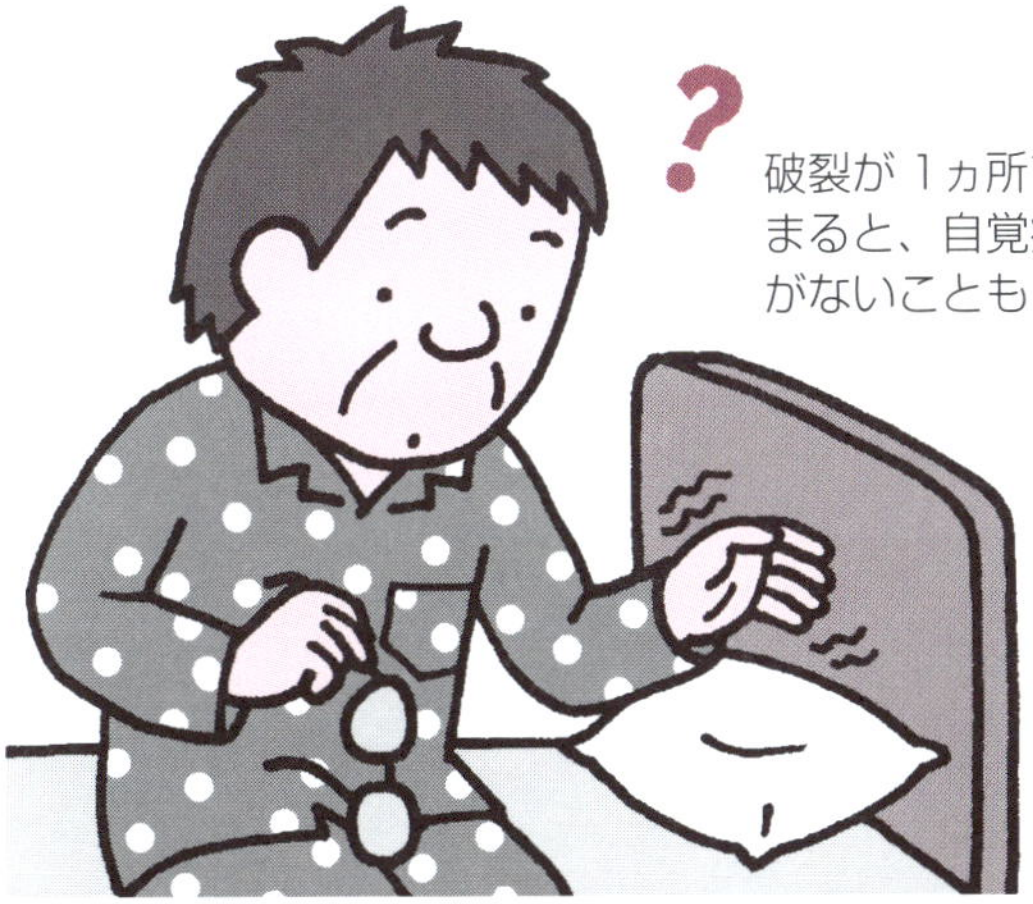

細い血管は太い動脈から枝分かれしている

脳の血管は、太い主幹《しゅかん》動脈から「穿《せん》通枝《つうし》」という細い血管へと直接枝分かれしているため、血圧の影響を受けやすい。高血圧で血管が強いダメージを受けて傷つきやすい

今の状態は？②

生活習慣病が重なって血管が狭くなっている

比較的太い血管で脳梗塞を起こした人は、高血圧のほかに生活習慣病などの複数の危険因子が絡んでいます。中高年の患者さんが多いのもこのタイプです。

太い血管が詰まりやすい

脳梗塞は、太い血管に多いという特徴があります。太い血管にはアテロームがたまるタイプの動脈硬化が起こりやすく、これが破れて血栓ができることが原因です。

今の血管の状態

血管壁にコレステロールがたまり、アテロームができて血管内腔《ないくう》が狭くなります。アテロームが破裂すると血栓ができ、血管を詰まらせます。

中高年で脳卒中になる人が多い

脳梗塞はもともと高齢者に多いのですが、近年では四〇～五〇代で起こす人も増えています。なかでも多いのは、アテローム血《けっ》栓《せん》性《せい》脳梗塞」というタイプです。肥満や糖尿病、脂質異常症といった生活習慣病や、メタボリックシンドロームの増加が影響しています。

生活習慣病は心臓病も招きやすく（→P28）、不整脈によってできた血栓が引き起こす脳梗塞（→P21）の原因にもなっています。

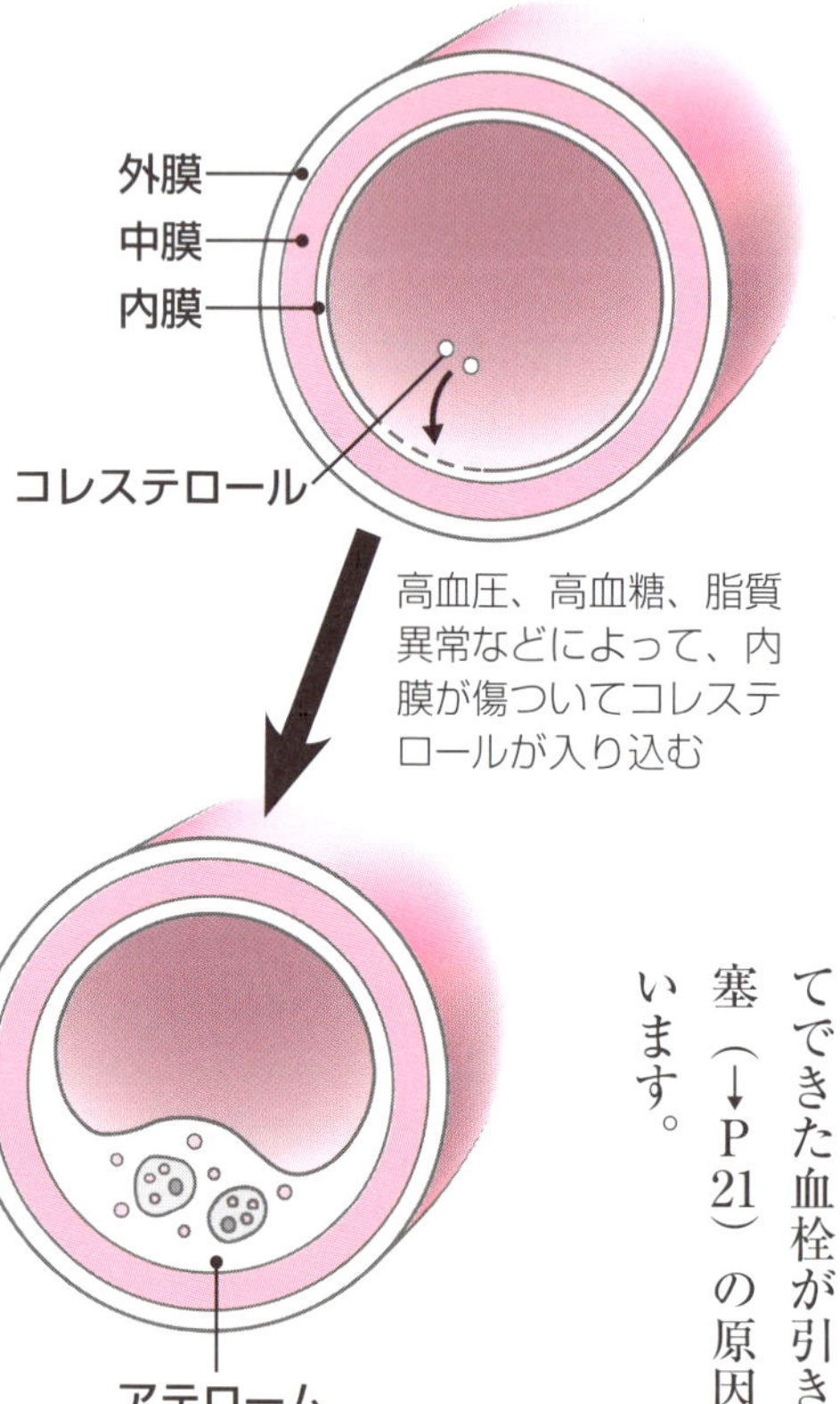

高血圧、高血糖、脂質異常などによって、内膜が傷ついてコレステロールが入り込む

コレステロールがたまり、免疫細胞がコレステロールを取り込んだりしてアテロームができる

今の脳の状態

アテロームは太い動脈にできることが多く、詰まると症状が重くなります。一度破れたアテロームはもろく、再発しやすい状態です（→ P22）。

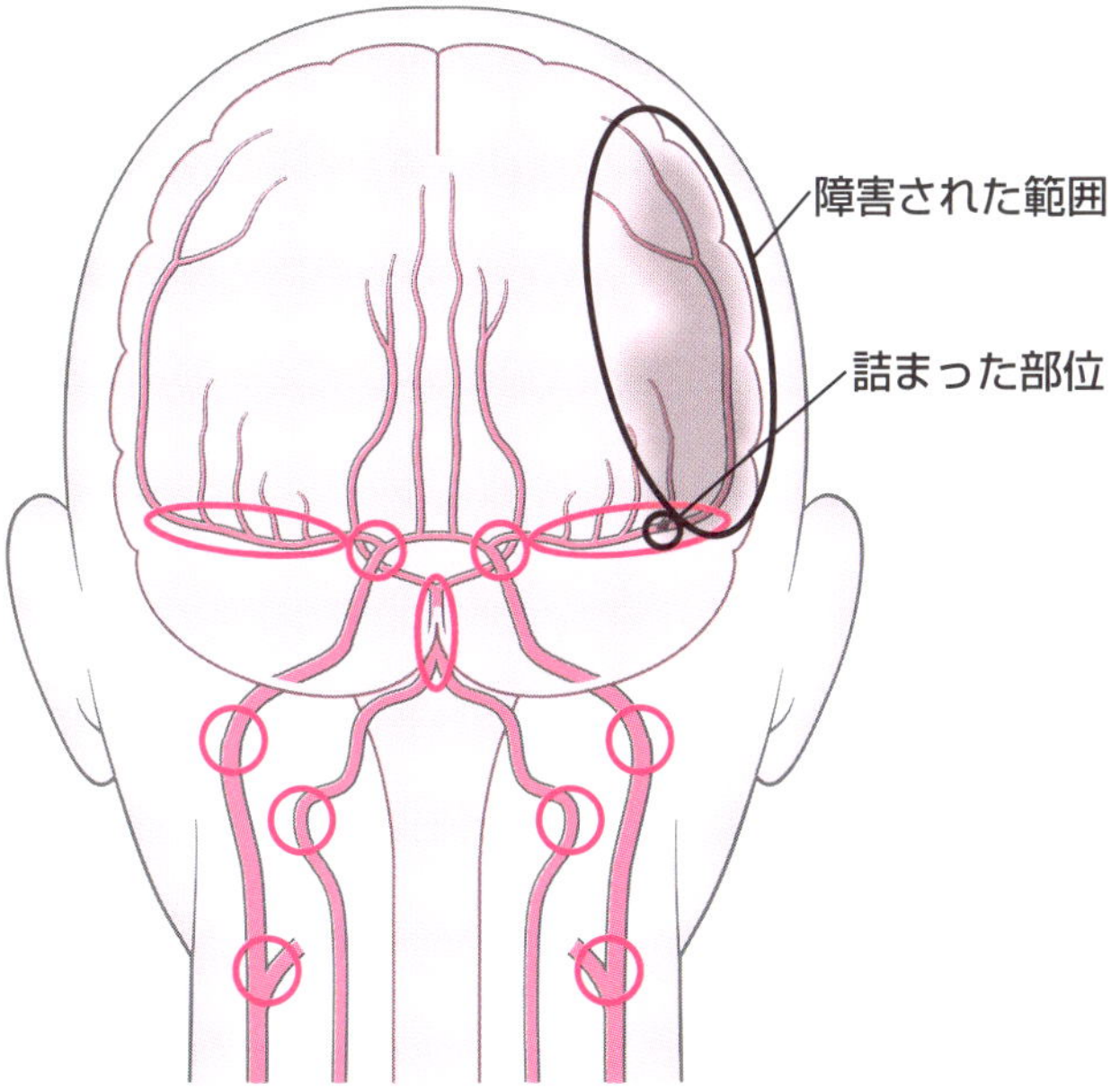

アテロームができやすい部位

上図の赤丸のような、首や脳の入り口にあたる太い動脈にできることが多い。これらが詰まると脳の障害される範囲が大きく、症状や後遺症も重症になる

細い血管の入り口にアテロームができることも

近年増えているのが、穿通枝（→ P17）の入り口にアテロームができるタイプ。糖尿病や脂質異常症との関連がある

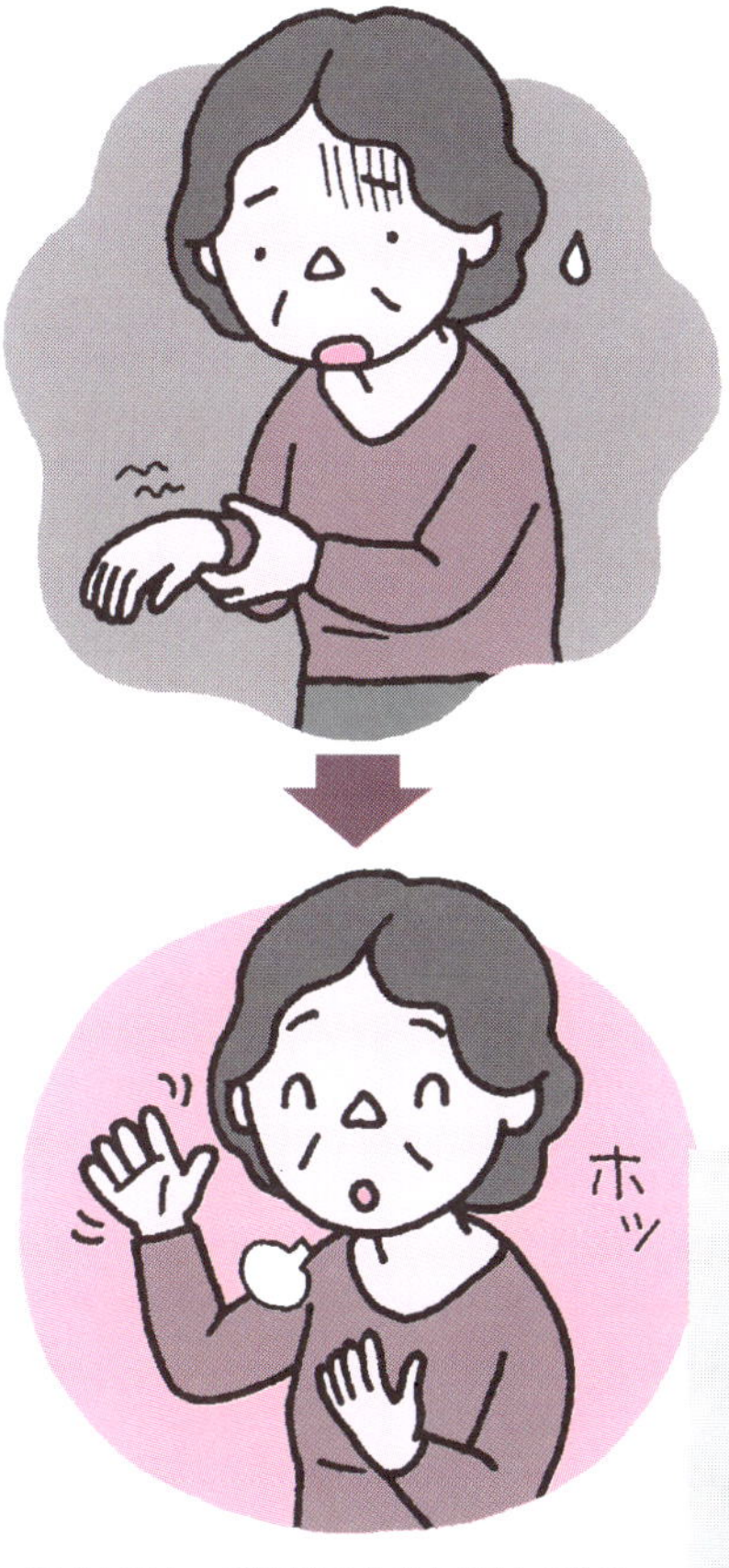

TIA では一時的に手や足にしびれやマヒが起こるが、数時間から半日程度で治まる

前触れがあった人も多い

アテロームによる血栓は溶けやすく、血管を詰まらせても自然に溶ける場合がある。これを「TIA（一過性脳虚血《いっかせいのうきょけつ》発作《ほっさ》）」という。TIA の数日後に大きな脳梗塞を起こす人が多く、前触れ発作ともいわれる

今の状態は？③

脳卒中を引き起こす別の病気が残っている

不整脈から起こる脳梗塞とくも膜下出血は、特に重症化しやすいタイプの脳卒中で、命の危険もあります。これらの脳卒中を起こした人は、元々特定の病気をもっています。

動脈瘤が残っている

くも膜下出血の原因で最も多いのは、脳血管にできた脳動脈瘤で、これが破裂して出血を起こします。くも膜下出血の治療が終わっても、対策が必要なケースがあります。

今の脳の状態

破裂していない脳動脈瘤が残っていて、5mm 以上なら治療が必要です（→ P52）。高血圧があると治療後も再びこぶができやすいため、血圧コントロールが重要です。

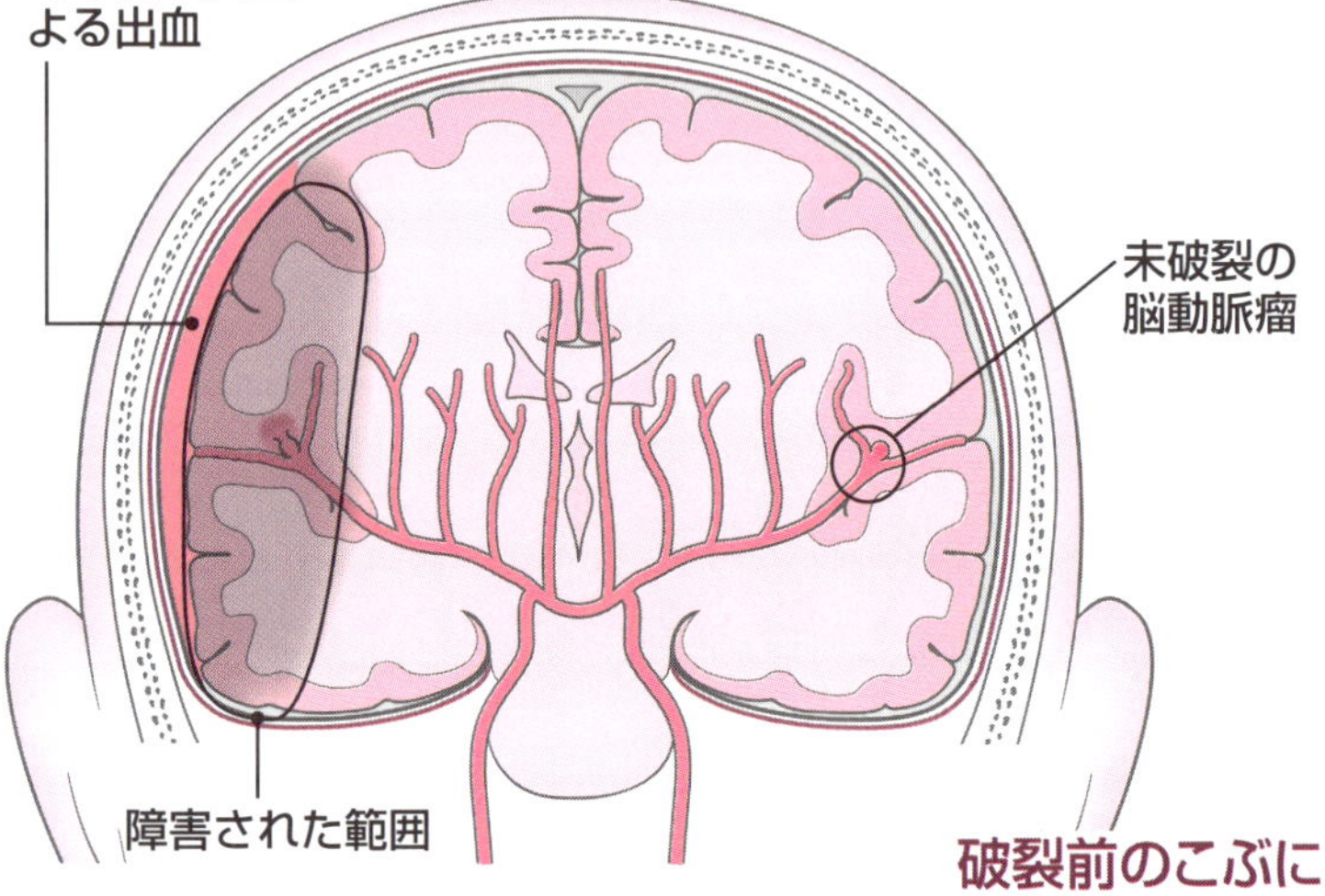

破裂前のこぶに気づくには検査が不可欠

未破裂の脳動脈瘤は自覚症状がないので、発見するには検査が必要。特に、家族にくも膜下出血の患者さんがいる人、多発性《たはつせい》囊胞腎《のうほうじん》（両方の腎臓に液体の入った袋が多くできる病気）がある人は脳動脈瘤ができやすいので検査を受けたい

原因となる病気を治療しないかぎり再発する

心原性脳塞栓症《しんげんせいのうそくせんしょう》とくも膜下出血はどちらも脳卒中のなかでは重症化しやすく、命にかかわることも多いタイプです。

発症は急激に、しかもかなり重い症状が現れます。突然意識を失ったり呼吸困難になったり

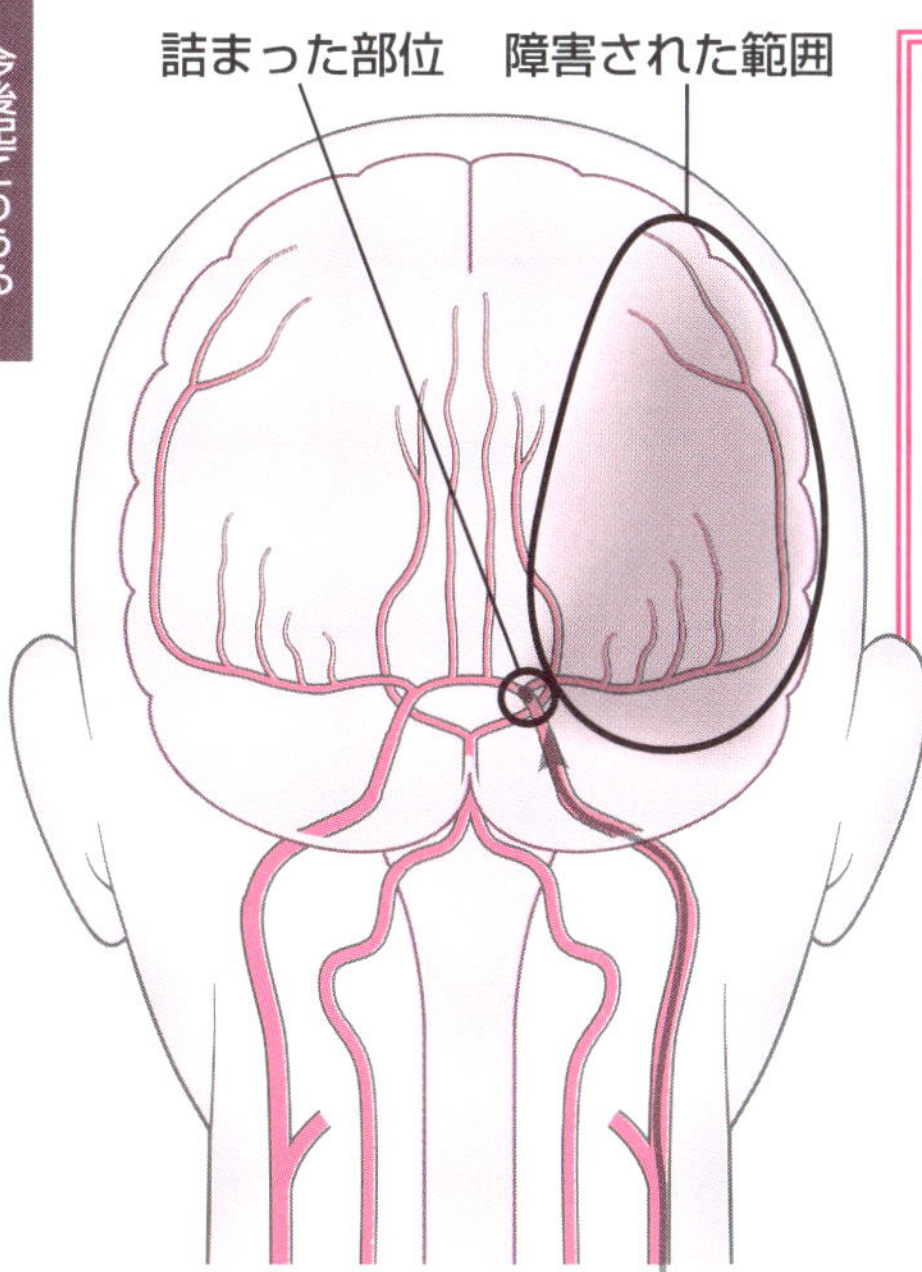

詰まった部位
障害された範囲

今の脳の状態

心臓でできる血栓は、サイズが大きく、しかも溶けにくい性質です。ひとたび血管が詰まると脳の広い範囲が障害され、症状も後遺症も重症化しやすくなります。

心房細動が残っている

不整脈の１つである心房細動があると、心臓内で大きな血栓ができます。その血栓が脳血管まで流れてきて詰まると、心原性脳塞栓症を起こします。再発率が高いのも特徴です。

近年「塞栓源不明の脳塞栓症(ESUS《イーサス》)」が増加し、多くは無症状の心房細動が原因と推測されています。

心臓の心房という部分に血栓ができる。「心原性脳塞栓症」というタイプ

左心房にできた血栓が、血流に乗って脳の血管を詰まらせる

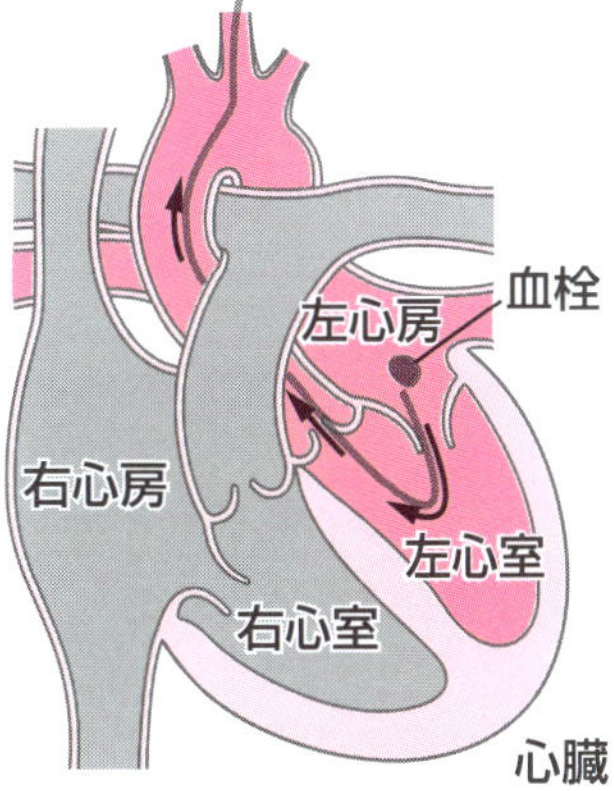

血栓
左心房
右心房
左心室
右心室
心臓

心房細動とは

心房細動は、心臓の左心房に「けいれん」という異常に細かい動きが起こる病気です。心房細動が起こると血液がよどむため、血栓ができやすくなります。心房細動を起こすたびに、脳卒中を起こす危険があります。

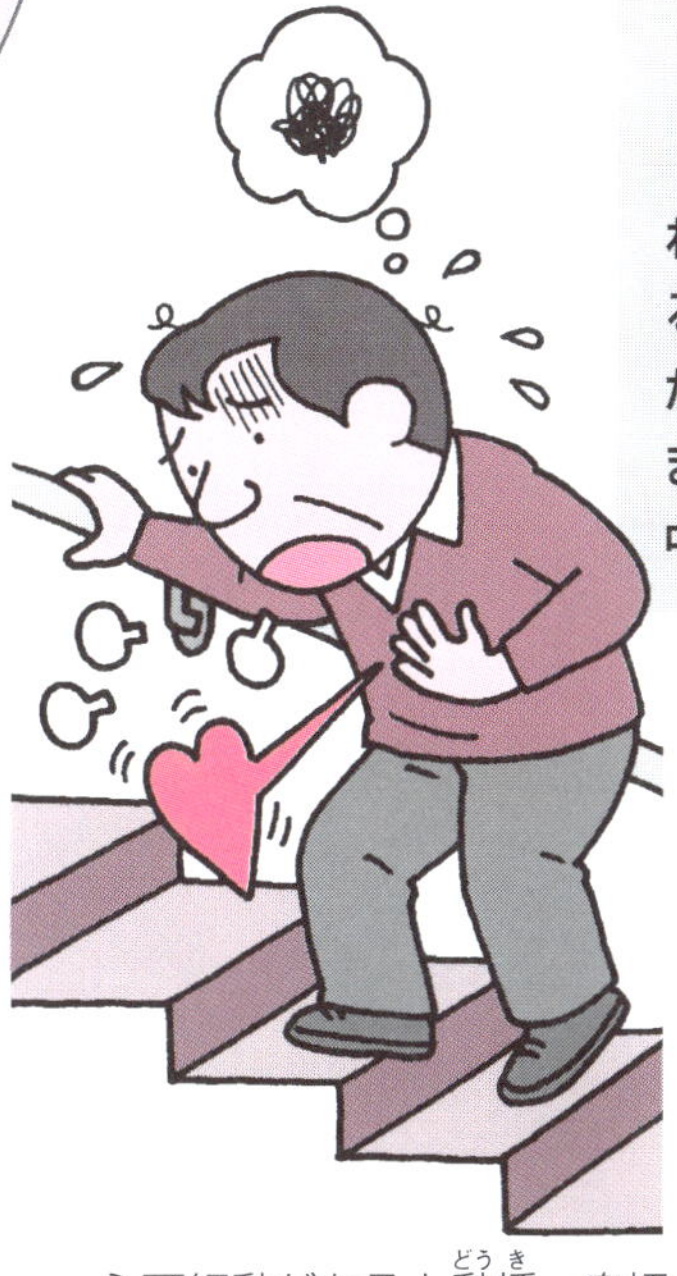

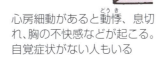

心房細動があると動悸《どうき》、息切れ、胸の不快感などが起こる。自覚症状がない人もいる

することも少なくありません。

くも膜下出血は脳の動脈瘤が、心原性脳塞栓症は心臓の心房細動が原因です。どちらも原因となっている病気の治療をしないかぎり、再発のリスクがあります。脳卒中の治療だけでなく、原因となった病気の検査と治療も必要です。

再発は起こる？

発症後一年間は特に再発の危険が高い

脳卒中は再発する危険が高く、発症後一年間は再発率が最も高いことがわかっています。治療を継続中であっても油断は大敵です。

脳卒中後の病期

脳卒中の治療では、発症直後～２週間を「急性期」、２週間以降を「慢性期」と分け、各病期に適した治療がおこなわれます。再発は発症後１年間が最も多く、この時期は特に生活習慣の改善の徹底が必要です。

再発はいつでも突然起こりうる

脳卒中は再発が多い病気です。早ければ発症から1～2週間で起こることもありますし、数ヵ月、あるいは数年たってから起こることもあります。

再発すると初発よりも症状が重くなりやすく、脳の別の部位

発症～２週間

急性期

急性期の治療では命を救い、脳を保護します。
血栓や出血、脳動脈瘤破裂など原因に応じた処置がおこなわれます。

アテロームによる脳梗塞は急性期に再発することも

急性期はアテロームが再び破れやすい不安定な状態で、発症後１～２週間は再発する可能性が高い。安定するまでに１年はかかる

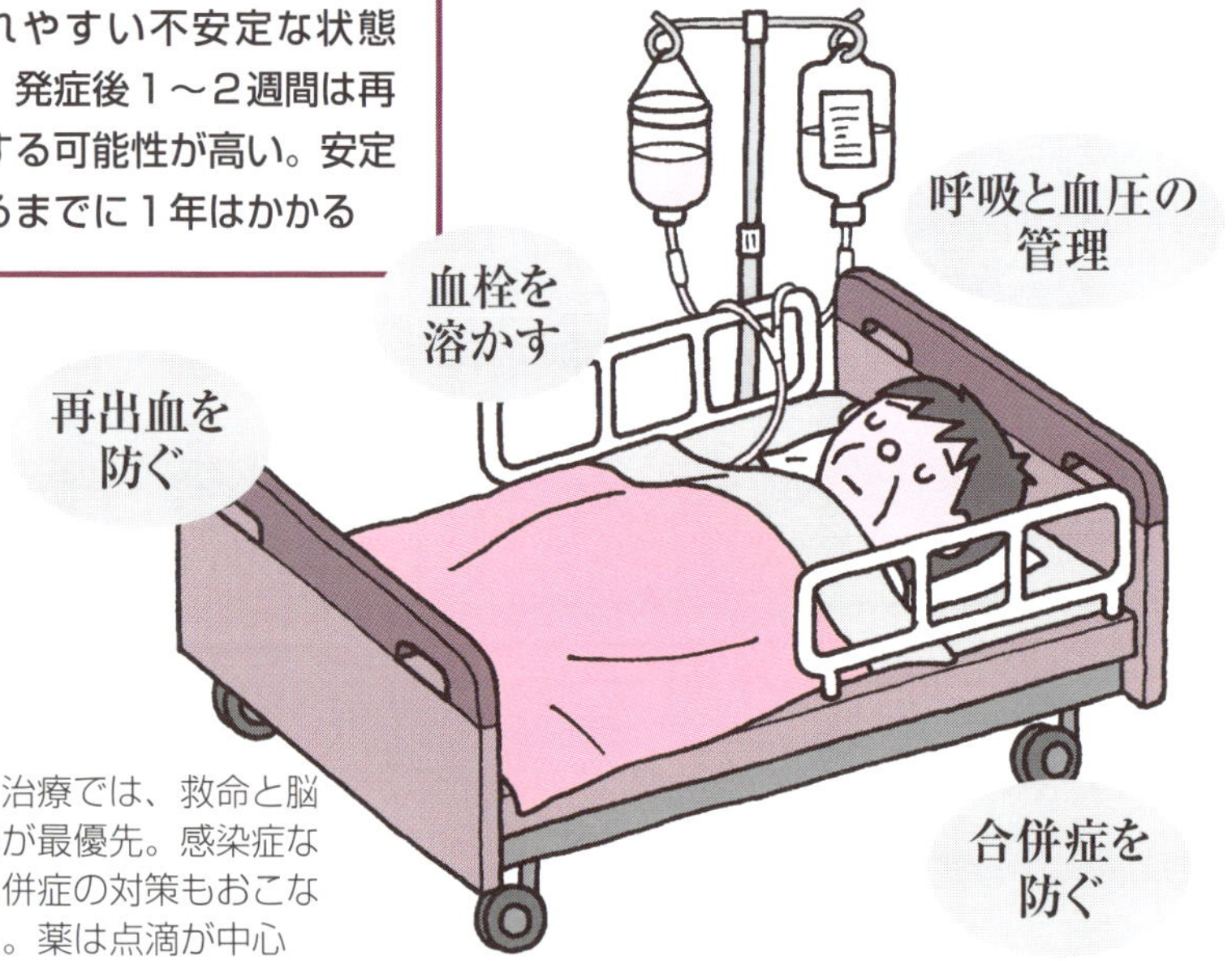

呼吸と血圧の管理
血栓を溶かす
再出血を防ぐ
合併症を防ぐ

急性期治療では、救命と脳の保護が最優先。感染症などの合併症の対策もおこなわれる。薬は点滴が中心

がダメージを受けて新たな症状が現れることも珍しくありません。

再発を予防する治療は、のみ薬と生活習慣の改善が中心です。発症直後の急性期からすぐに始める必要があります。なにより、再発予防の治療を生涯続けていく覚悟が重要です。

心房細動があると特に再発しやすい

心房細動があると脳梗塞を再発しやすい。再発率が75%というデータもある。再発予防のためにも、心房細動の治療を必ず続ける

くも膜下出血は定期的な受診を

未破裂の脳動脈瘤があれば経過観察か治療を。未破裂の脳動脈瘤も高血圧もない場合は、定期的な受診だけでよい（→ P92）

2週間以降

慢性期

慢性期の治療は、再発予防のために血圧や血糖値、血中脂質をコントロールしたり、後遺症を軽減したりすることが中心になります。

1年

1年以降は比較的再発しにくくなりますが、10年で半数が再発したというデータもあります。油断は禁物です。治療を続けましょう。

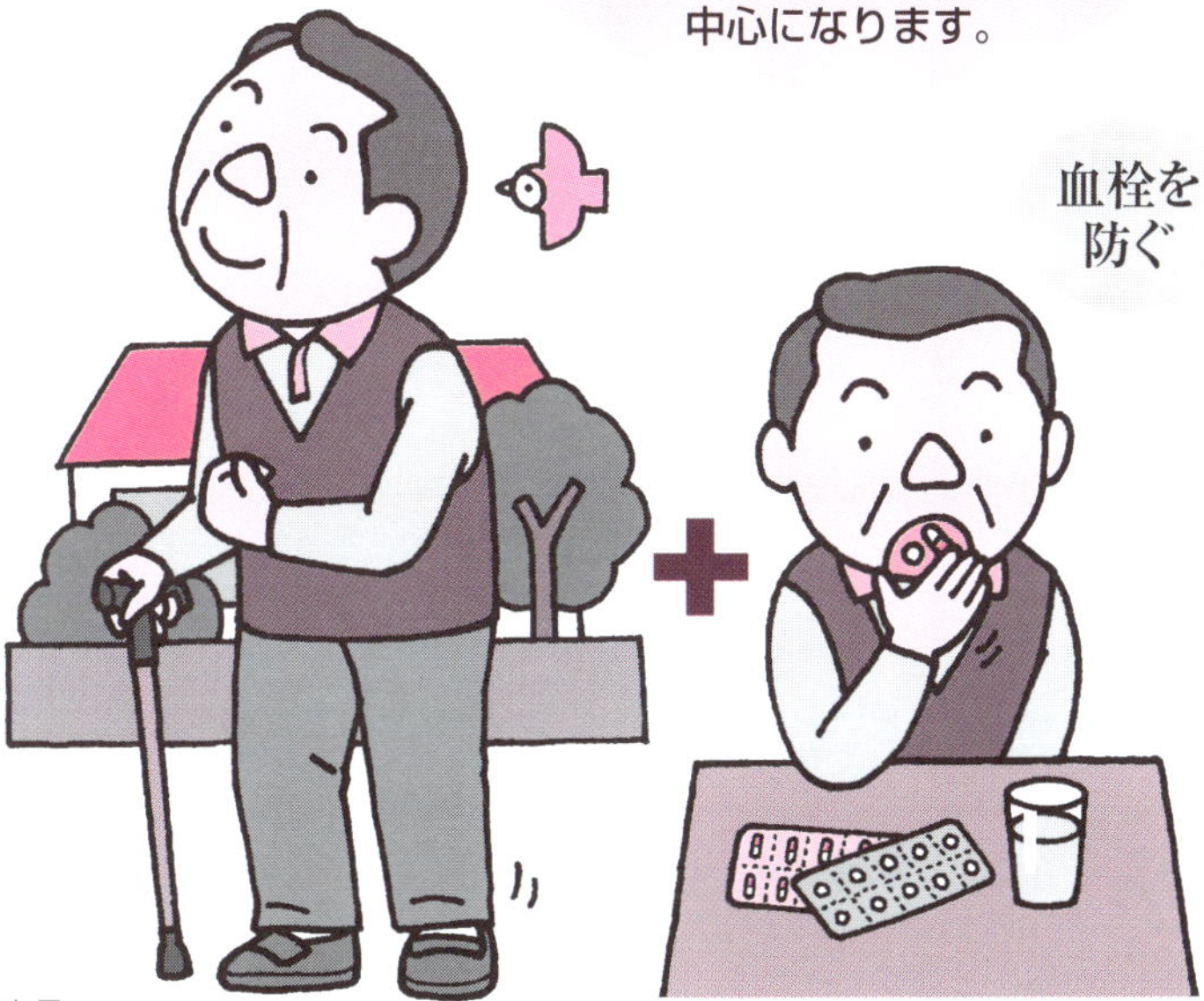

再発の危険因子をなくす
血栓を防ぐ
生活習慣病のコントロール

退院後は自分で生活習慣を改める。ひきこもらず積極的に外出を

点滴薬がのみ薬に替わる。脳梗塞を起こした人は血栓を防ぐ薬が必要

ラクナ梗塞と脳出血は数年たっても注意

加齢で動脈硬化が進むので、高齢になるほど注意が必要。数年たっても再発しやすく、自覚症状がないのに再発することも起こりうる

これからどうなる？①

リハビリを続ければ半年間で徐々に回復する

脳卒中で脳細胞がダメージを受けたあと、回復しないものが後遺症として残ります。退院後もリハビリを続けることが重要です。

主な後遺症

後遺症は、脳の障害部位によって現れる症状が異なり、程度には個人差があります。体に現れる症状は、脳の障害された部位とは左右反対の側に現れます。

身体面

左右どちらかの半身マヒがよく見られます。てんかん発作を起こす人もいます（→ P56）。のみ込みにくさなど、特に生命維持にかかわるものは急性期からリハビリを始めます。

- 手や足のマヒ、しびれ
- 視野の欠け
- 飲食物がのみ込みにくい
- 発音しにくい
- 感覚が鈍い
- 排尿がコントロールしにくい

精神面

うつになる人もいます（→ P86）。「高次脳機能障害」という後遺症もあり（→ P81）、就業など社会生活に復帰するのが難しくなりがちです。リハビリや生活の工夫で改善を。

- 物の使い方がわからない
- 計画が立てられない、実行できない
- 意欲の低下
- 言葉がわからない
- 判断力の低下
- 簡単な日常動作ができない
- 覚えにくい・思い出しにくい

退院後のリハビリの進め方

障害の程度によってはリハビリのために転院し、自宅で生活するための基本的な機能回復を目指します。退院後も機能を維持するために、リハビリが必要です。

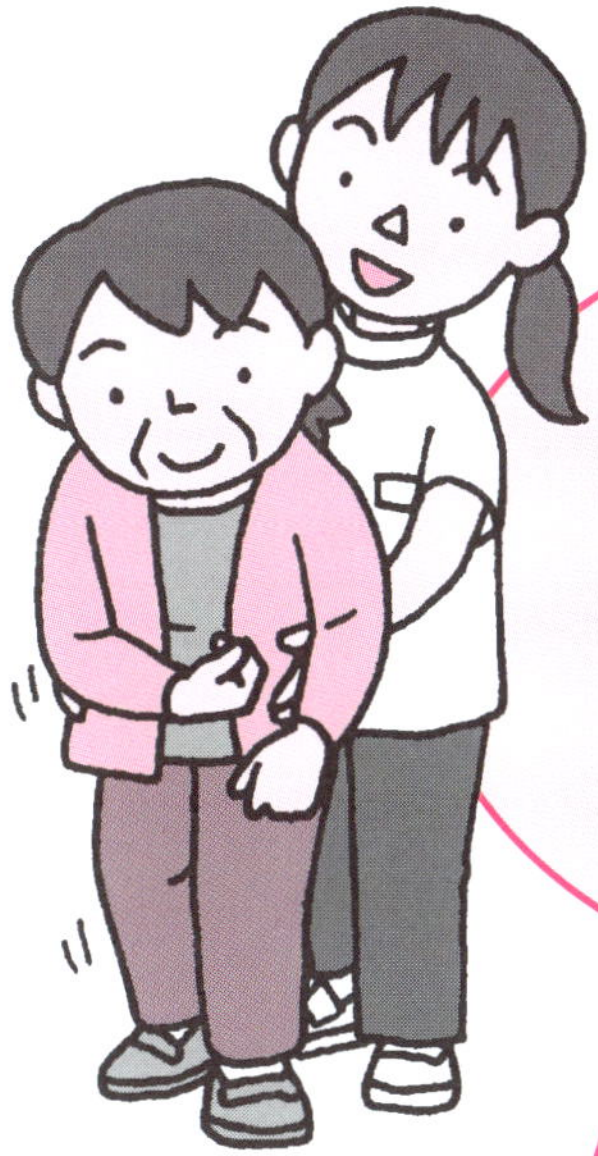

週に数回通って指導と訓練を受ける

リハビリ専門病院から退院しても、介護サービスのデイケアなどを利用して、リハビリを続ける人もいます。家庭でリハビリを続けるコツを学び、困ったことの相談もできます。

必要に応じて理学療法士などの指導を受ける。後遺症が軽いと自宅のリハビリで十分な人もいる

回復した機能を維持

リハビリを怠ると機能低下を招くため、毎日自宅でできることを自主的に続けていきます。着替えや会話といった、自分でおこなうすべての行動がリハビリになります。

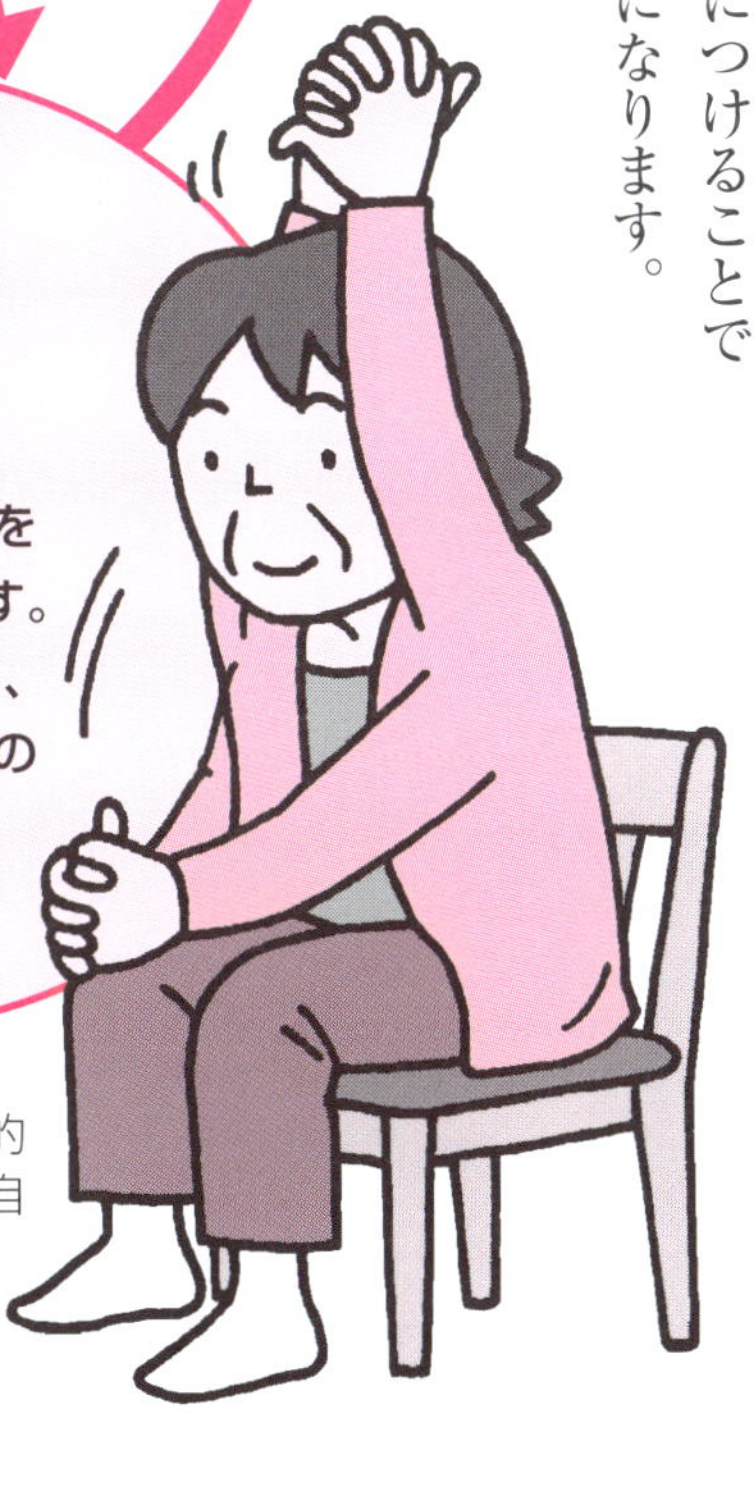

回復したといっても、意識的に使わないと衰えやすい。自宅でも積極的に続けて

生活のすべてがリハビリだと思って続けよう

脳卒中による障害は、リハビリによってある程度改善することができます。障害の程度によっては、リハビリの専門病院（病棟）へ移ることもあります。完全に回復させるのが難しい場合もありますが、リハビリで適切な対処法を身につけることで生活できるようになります。

患者さんや家族にありがちなのは、リハビリは病院でするもの、という考えです。退院はゴールではありません。回復した機能を維持し続けるためには、退院後も引き続き自分でリハビリを続ける必要があります。毎日の生活でリハビリを習慣づけ、生涯続けていきましょう。

これからどうなる？②

認知症はこれからの治療と生活で防げる

脳卒中後に特に注意したいのが、認知症と寝たきりです。リハビリや生活習慣の改善で進行を抑えられるので、積極的におこないましょう。

認知症と寝たきりのリスク

再発して脳神経細胞にダメージを受けたり、認知機能の低下などの後遺症が重なったりすると、認知症や寝たきりのリスクが高まります。

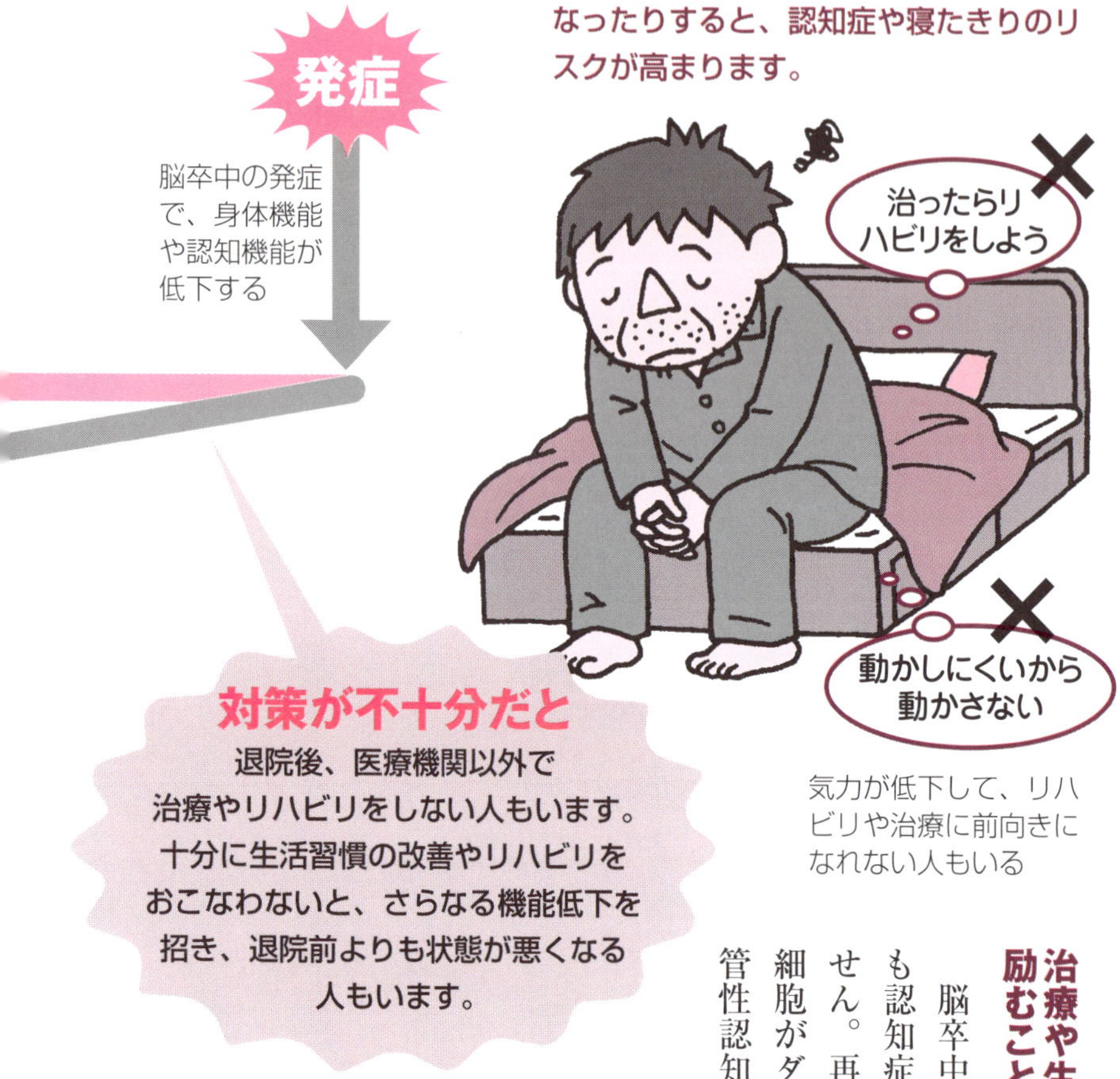

発症
脳卒中の発症で、身体機能や認知機能が低下する
治ったらリハビリをしよう
動かしにくいから動かさない
気力が低下して、リハビリや治療に前向きになれない人もいる
対策が不十分だと
退院後、医療機関以外で治療やリハビリをしない人もいます。十分に生活習慣の改善やリハビリをおこなわないと、さらなる機能低下を招き、退院前よりも状態が悪くなる人もいます。

治療や生活習慣の改善に励むことで予防できる

脳卒中になった人が、必ずしも認知症になるわけではありません。再発を繰り返して脳神経細胞がダメージを受けると、「血管性認知症」という認知症を引き起こしやすくなります。特に、ラクナ梗塞（→P17）はリスクが高くなります。

意欲や活動性の低下など精神的な後遺症は、引きこもりやうつなどを招き、認知症や寝たきりに進むきっかけになることもよくあります。

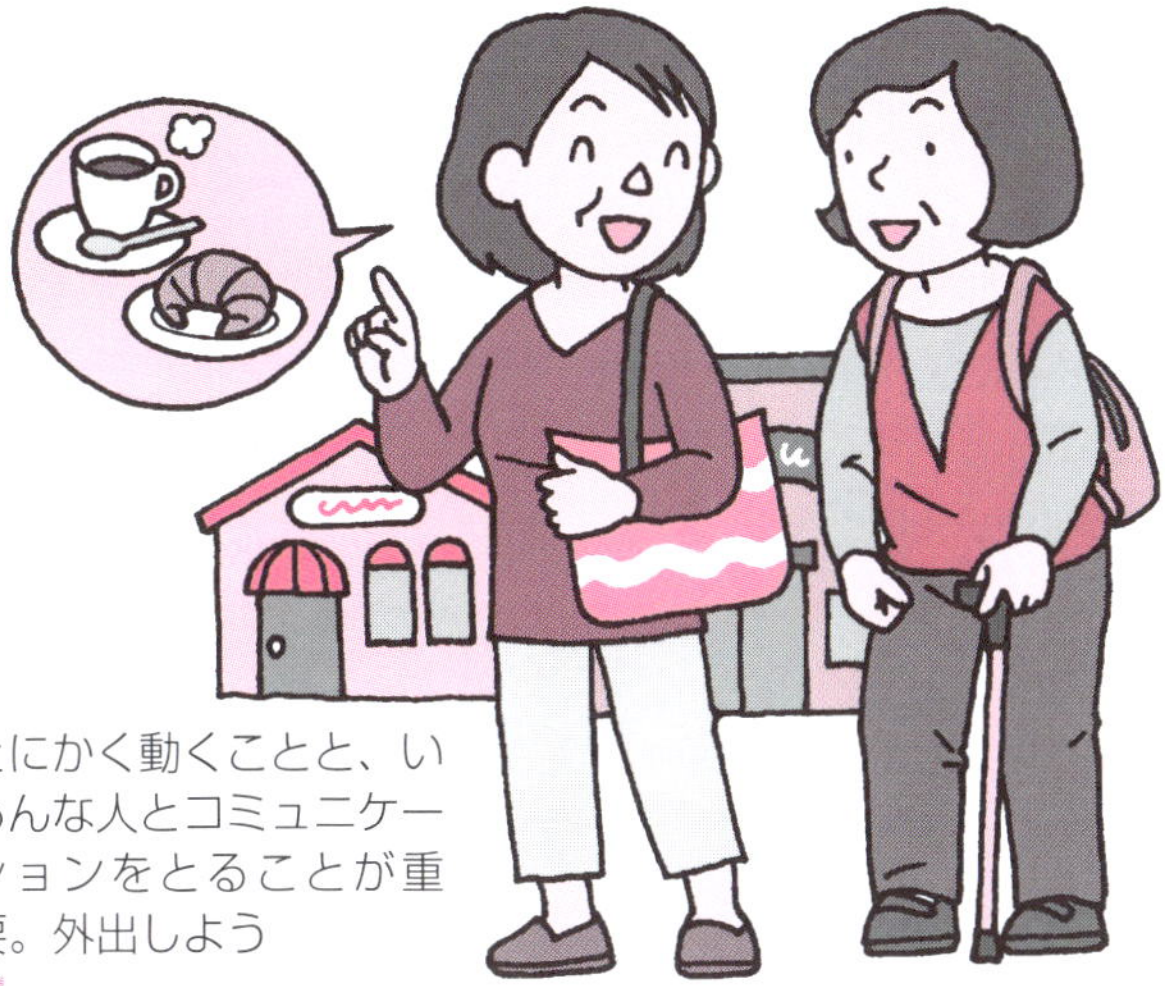

とにかく動くことと、いろんな人とコミュニケーションをとることが重要。外出しよう

対策が十分なら

自分から進んで治療やリハビリをおこなうと、状態が悪化しにくくなります。機能がしっかり維持できていると、認知症や寝たきりは防げます（→ P68）。

再発

体は動かさないと動かなくなる

マヒなどで体を動かさないと、関節が固まる「拘縮《こうしゅく》」が起こったりして、ますます動かしにくくなります。動かさないことで体の機能が低下した状態が「廃用症候群《はいようしょうこうぐん》」です。リハビリや運動で防げます（→P69）。

再発

再発

気づきにくい再発もある

再発したとき、マヒなど見てわかる症状なら気づきやすいですが、精神面、特に認知機能や意欲の低下などは、自覚が難しく、本人も家族も気づきにくいことがあります。

寝たきり、認知症に

体を動かさない、機能を使わないうちに、本当に動けなくなってしまい、要介護の状態に

認知症や寝たきりを防ぐには、体の機能が低下しないよう維持すること。そのためにも、リハビリや生活習慣改善が重要です。

注意すべき病気は？

血管の老化で心臓と腎臓にも悪影響が

高血圧や糖尿病などの生活習慣病は、脳卒中だけでなく、全身のさまざまな臓器に悪影響をおよぼします。特に心臓と腎臓は要注意です。

生活習慣病で心臓の血管も老化が進む

生活習慣病により動脈硬化が進んだことで脳卒中が起こったわけですが、動脈硬化は心臓の血管でも進み、狭心症などを招きます。

生活習慣病で心臓の血管が傷つく

心臓を取り囲む「冠動脈」が、高血圧や糖尿病、脂質異常症などの生活習慣病によって傷つきます。

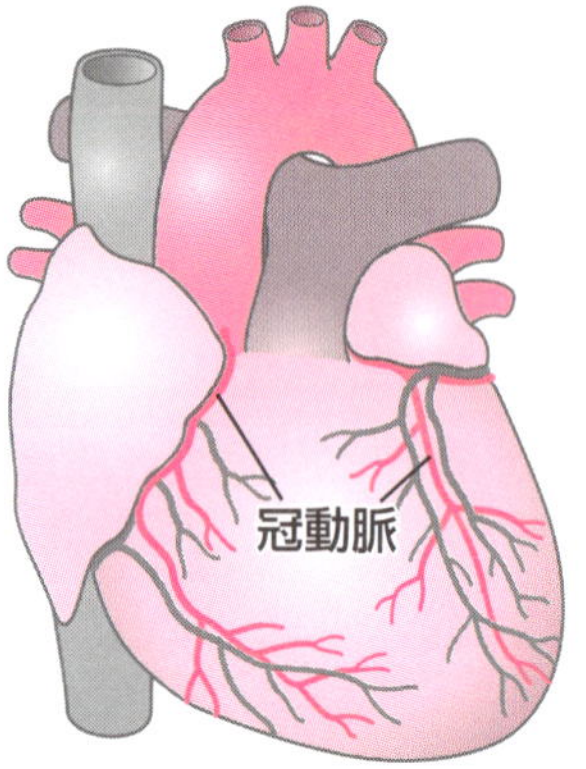

冠動脈は、心臓が動くために必要な酸素や栄養を届ける血管

心臓の血管で動脈硬化が進む

冠動脈にアテロームができて、血管の内側が狭くなります。かなり進むまで自覚症状はほとんどありません。

狭心症や心筋梗塞を発症

冠動脈の血流が一時的に低下すると狭心症が、冠動脈が完全に詰まると心筋梗塞が起こります。生活習慣病の治療のほか、心臓の血流をよくする薬やカテーテル治療などが必要です。

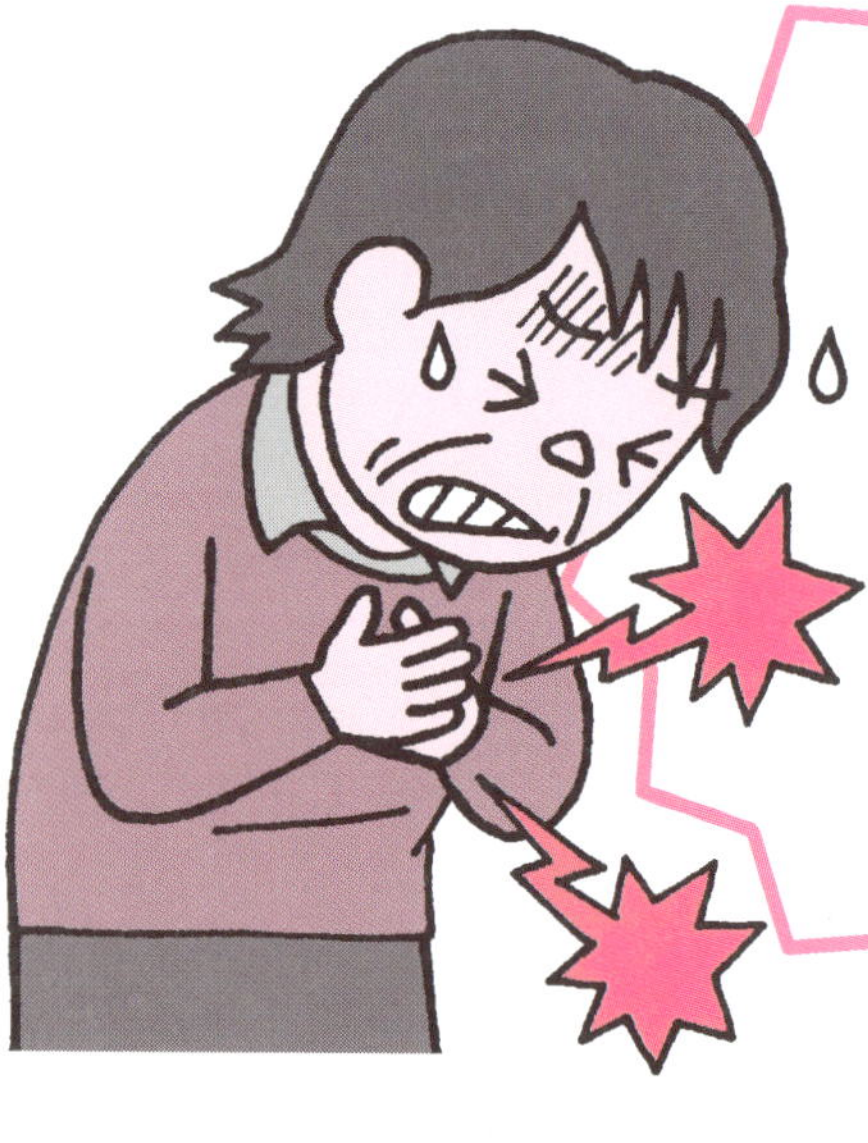

強い胸の痛みや圧迫感が起こる

生活習慣病があると腎臓病も進む

腎臓は、無数の細い血管が塊になったような臓器です。動脈硬化による影響が大きく、腎機能が低下します。腎臓の治療は、高血圧など生活習慣病の管理が中心で、必要に応じて抗血栓薬（→ P42）なども使われます。

症状はほとんどない

生活習慣病

腎機能は、特に高血圧で悪化します。糖尿病や脂質異常症も腎機能低下を招きます。

悪化させ合う

悪化させ合う

症状はない

動脈硬化

高血圧が悪化すると、動脈硬化が進みます。動脈硬化が進むと高血圧も悪化し、動脈硬化に拍車がかかるという、悪循環に陥ります。

腎臓病

腎機能が低下すると血圧が上昇し、高血圧や動脈硬化が悪化します。それぞれがお互いを悪化させ合う関係にあるのです。

悪化させ合う

症状はほとんどない

脳卒中、心筋梗塞、狭心症に

腎機能が低下していると、脳卒中や心臓病による死亡率が高くなることがわかっています。早めに治療を始めましょう。

最初の発症がたまたま脳だったのかもしれない

脳卒中は脳の血管の動脈硬化が原因です。気づいていないだけで、実は動脈硬化が引き起こすほかの病気が潜んでいる可能性があります。たまたま脳卒中が最初に起こっただけで、すでに心臓や腎臓にも危険な兆候が現れていたりするかもしれません。

急性期治療中に検査を受けて、別の病気が見つかる人もいます。その場合、脳卒中の再発予防の薬が調整・変更され（→P45）、循環器内科や腎臓内科などでの治療も必要になります。

COLUMN

脳卒中の医療機関は地域全体で連携している

医療機関が役割を分担して治療にあたっている

脳卒中の治療では、病期に応じて医療機関が替わります。発症直後は急性期病院、回復期はリハビリ専門病院へ移るケースがほとんどです。その後、自宅へ戻ってかかりつけ医を受診するか、療養型病院へ移ります。

このように脳卒中後の医療体制や流れは決まっていて、地域内の医療機関が役割を分担し、互いに連携するしくみになっています。急性期以降の診療計画表が「クリティカルパス」です。

多くは、急性期病院で看護師や医療ソーシャルワーカーなどから、地域ごとに決まった用紙を使って説明を受けます。転・退院時は施設用の書類を受け取り、次の医療機関に渡すだけで、必要な情報が伝わります。

転院先も、医療機関側から連携先を提案される。自分の希望や条件に合うところを選び、自分で予約を入れる

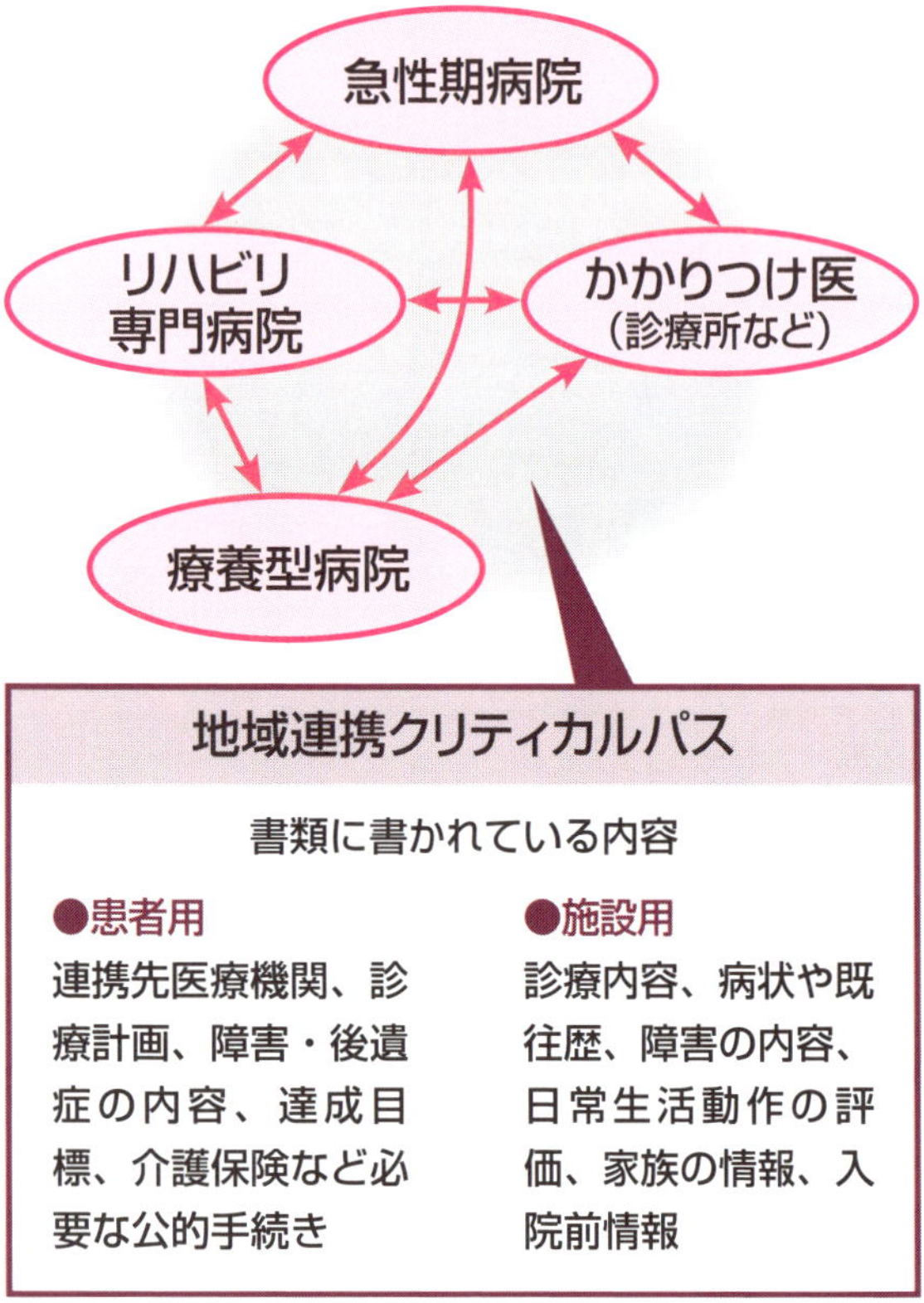

地域連携クリティカルパス

書類に書かれている内容

●患者用
連携先医療機関、診療計画、障害・後遺症の内容、達成目標、介護保険など必要な公的手続き

●施設用
診療内容、病状や既往歴、障害の内容、日常生活動作の評価、家族の情報、入院前情報

第2章
薬と手術で再発の危険性を下げる

脳卒中を一度起こした人は、いつ再発してもおかしくないため、
再発を予防する治療が必要です。
脳卒中の危険因子を減らすことで、再発の危険性を低くします。
治療の中心はのみ薬で、手術が有効な人もいます。

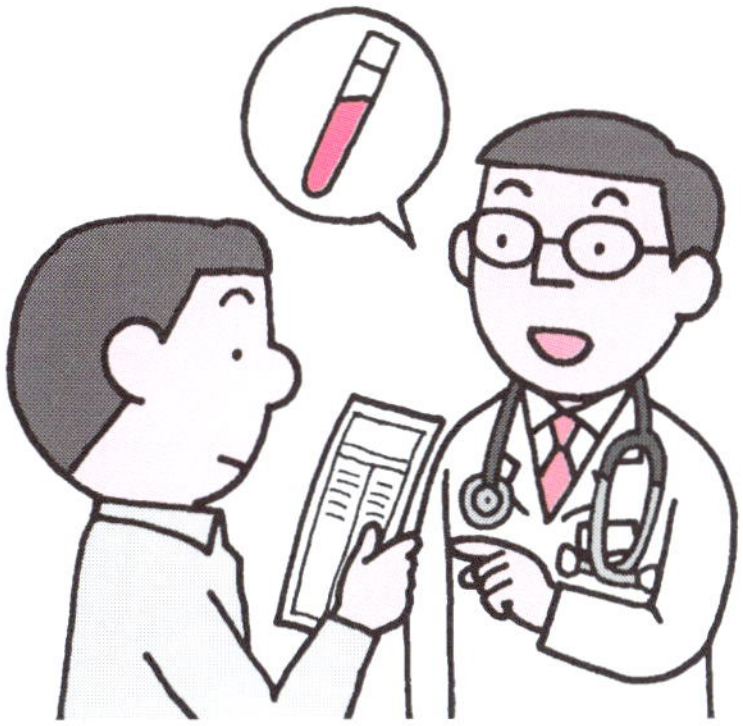

再発予防の治療とは

「何も起こさない」ことこそが最大の目的

長く治療を続けても「何も起こらない」と感じる人も多いのですが、それこそが最大の目的です。効果が出ている証拠なのです。

再発のリスクを下げる

脳卒中の危険因子には高血圧や糖尿病などの生活習慣病、肥満などがありますが（→ P14）、これらの危険因子が多いほど再発のリスクは高くなります。

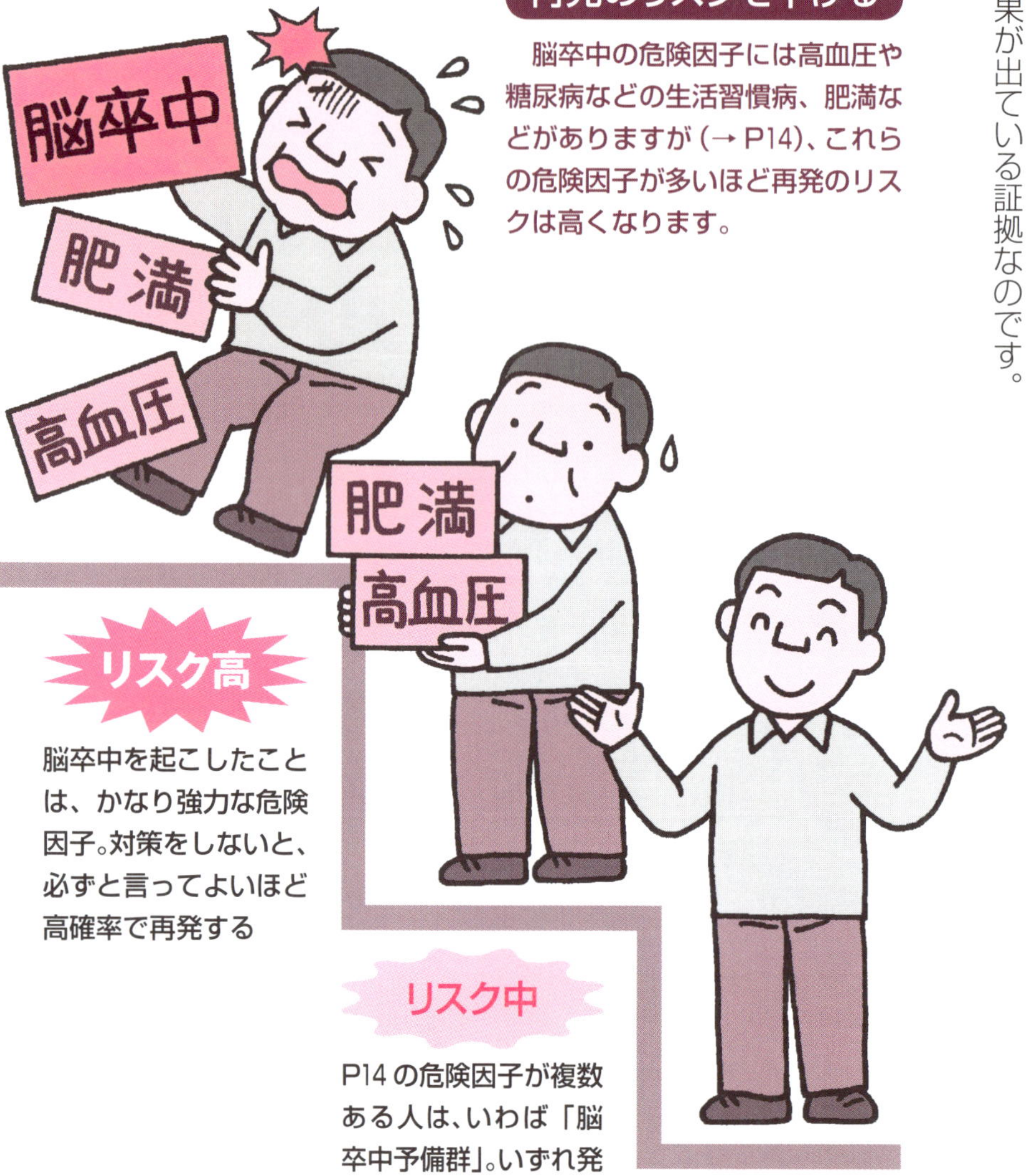

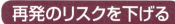

リスク高

脳卒中を起こしたことは、かなり強力な危険因子。対策をしないと、必ずと言ってよいほど高確率で再発する

リスク中

P14 の危険因子が複数ある人は、いわば「脳卒中予備群」。いずれ発症する可能性が高い

リスク低

P14 の要因がなく、健康な人。脳卒中を起こす可能性は低い

タイプによって効果的な治療法が異なる

脳卒中のうち、脳梗塞のように血栓が詰まって起こるタイプでは、抗血栓薬による治療が必要です。手術やカテーテル治療が効果的なタイプもあります。

危険因子を管理する

高血圧や糖尿病などの病気があれば治療を続け、飲酒や喫煙などの生活習慣も改善します。治療やコントロールを途中でやめると、再発の危険が高まります。

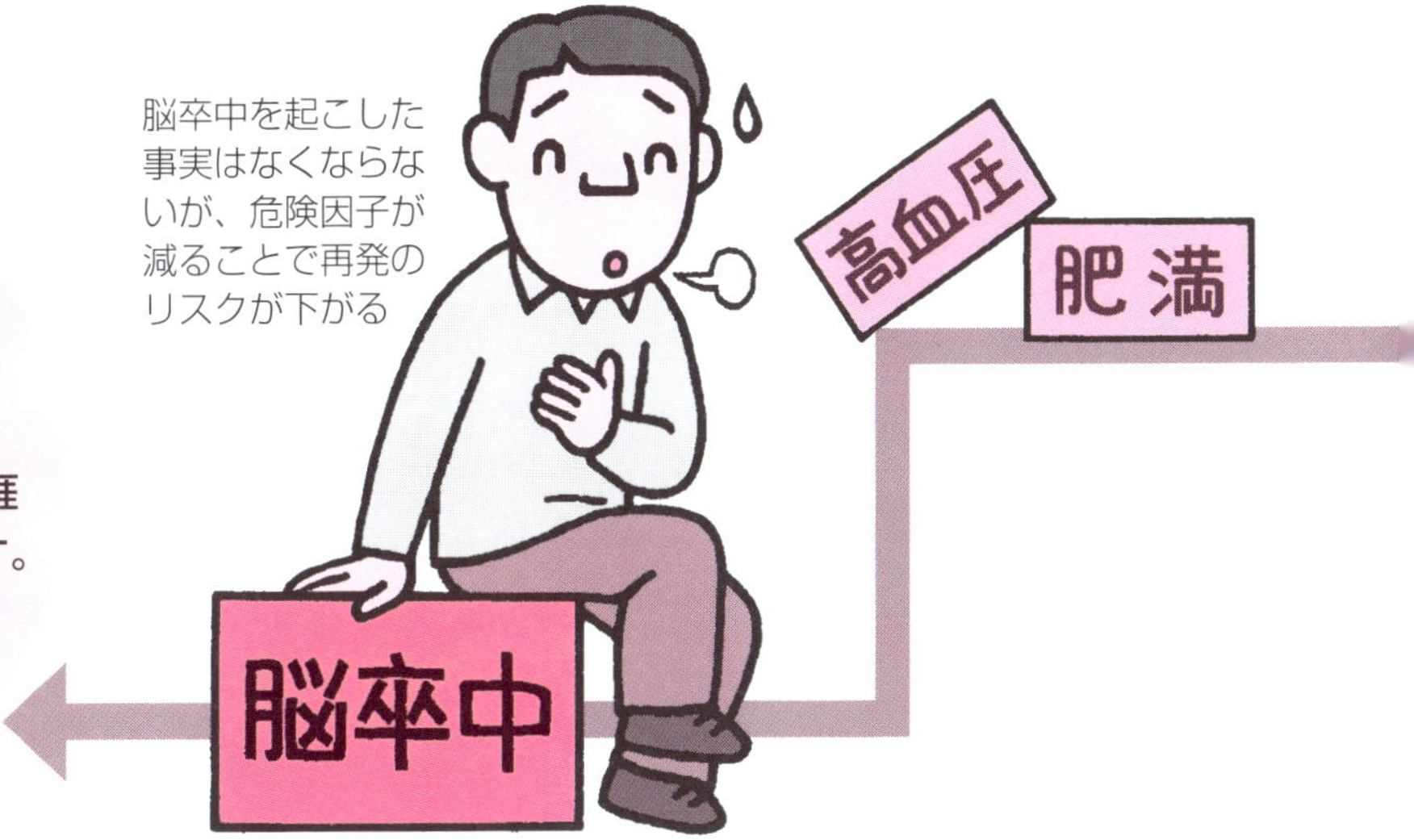
脳卒中を起こした事実はなくならないが、危険因子が減ることで再発のリスクが下がる
高血圧
肥満
脳卒中

生涯続ける

再発予防の治療はいつまで続ければよいのかと思う人も多いでしょう。再発させないためにも、生涯続けるつもりで取り組みます。危険因子を減らせれば、それだけ再発のリスクも下がります。

発症前より厳しく管理して将来の再発を未然に防ぐ

再発のリスクを下げるには、一つでも危険因子を減らすことにつきます。

動脈硬化を促す高血圧や糖尿病などの生活習慣病があれば、薬でしっかりコントロールします。喫煙、多量飲酒、運動不足や肥満といった危険因子があれば生活習慣を見直し、改善しなければなりません。

脳卒中のタイプによっては、未破裂の脳動脈瘤や頸動脈の狭《きょう》窄《さく》などを治療することによって再発を防げるものもあります。

自分の脳卒中のタイプに応じて、危険因子を徹底的に減らすことが重要です。

脳卒中は危険因子があるかぎり、何度でも再発するおそれがある病気です。しかも、初発時よりも発症しやすくなっています。したがって、発症前よりもより厳しい管理が必要なのです。

のみ薬の原則

自己判断でやめず指示どおりにのみ続ける

再発予防の薬を自己判断でやめるのはとても危険です。副作用や効果などに疑問があれば医師に相談し、自己判断で中止しないようにします。

治療を中断すると再発する

脳卒中の再発予防は、保険のような治療です。効果を実感しにくいため、自己判断で治療をやめる人の割合が高いことがわかっています。

薬を正しくのまない人が多い

ある調査では、患者の５人に１人が通院を中止、４人に１人が薬の服用を中断または中止しています※1。しかし医師の指示どおりに薬を服用しないと、再発率が約３倍にもなります※2。

※1 中山博文『脳卒中になったその日から開く本』保健同人社：82、2009年

※2 Herttua,K. et al. : Eur Heart J 34 : 2933-2939, 2013

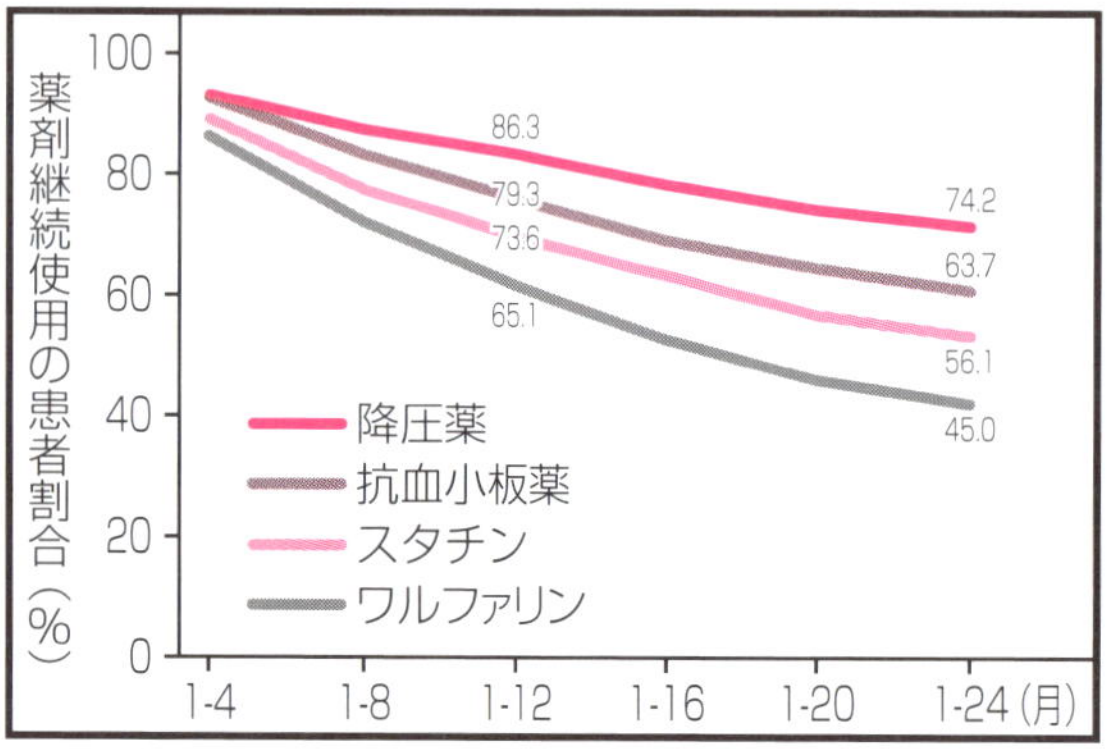

(Glader, E.L. et al.: Stroke 41: 397-401, 2010)

薬の継続率

脳卒中で入院した約２万1000人を対象に、退院後も処方された薬を使い続けている人を調べた。ワルファリン（→ P45）を２年後も続けている人は半数以下だった

薬を理解してのみ続けよう

脳卒中発症後は、再発の危険因子となる高血圧などの治療薬に加え、血栓を防ぐ抗血栓薬といった、いくつもの薬を服用します。しかも、生涯服用を続ける必要があります。

ところが、自己判断で服用をやめる人がいます。理由は、効果を実感しにくく、のみ続けることが心配になるため。症状が目に見えて改善するわけでもなく、別にやめても大丈夫だろうと考えてしまうのです。

一日のまなかっただけで効果がなくなる薬もあり、自己判断での服用中止は危険です。

疑問や不安は必ず主治医に相談

薬を自己判断で中断する人の多くは、のみ続けることに疑問や不安を感じています。そういうときは、まず主治医に相談しましょう。

脳梗塞の人は

出血したらどうしよう……

抗血栓薬（→ P42）は注意点が多いので、主治医の説明をもらさず聞きましょう。けがをしたときや、歯の治療を受けるときの注意点は必ず守ること。

副作用かな？

副作用が疑われる症状が現れたとき、その原因は、薬の効きすぎやのみ方なども考えられます。主治医が確認し、対処法を検討してくれます。

のみ忘れたら？

のみ忘れたときの対応も、主治医に聞いておくと安心です。次の服用まで時間があるときはすぐにのんでよいですが、近ければ次の時間まで待って1回分のみます。2回分のむのは厳禁です。

▼のみ忘れ対策例

携帯電話のアラーム機能を使う、のんだら血圧手帳に記録するなどでのみ忘れを防ぐ。薬が余ったらお薬手帳に個数を記入して、主治医に相談を。のみ忘れ対策や次の処方を検討してくれる

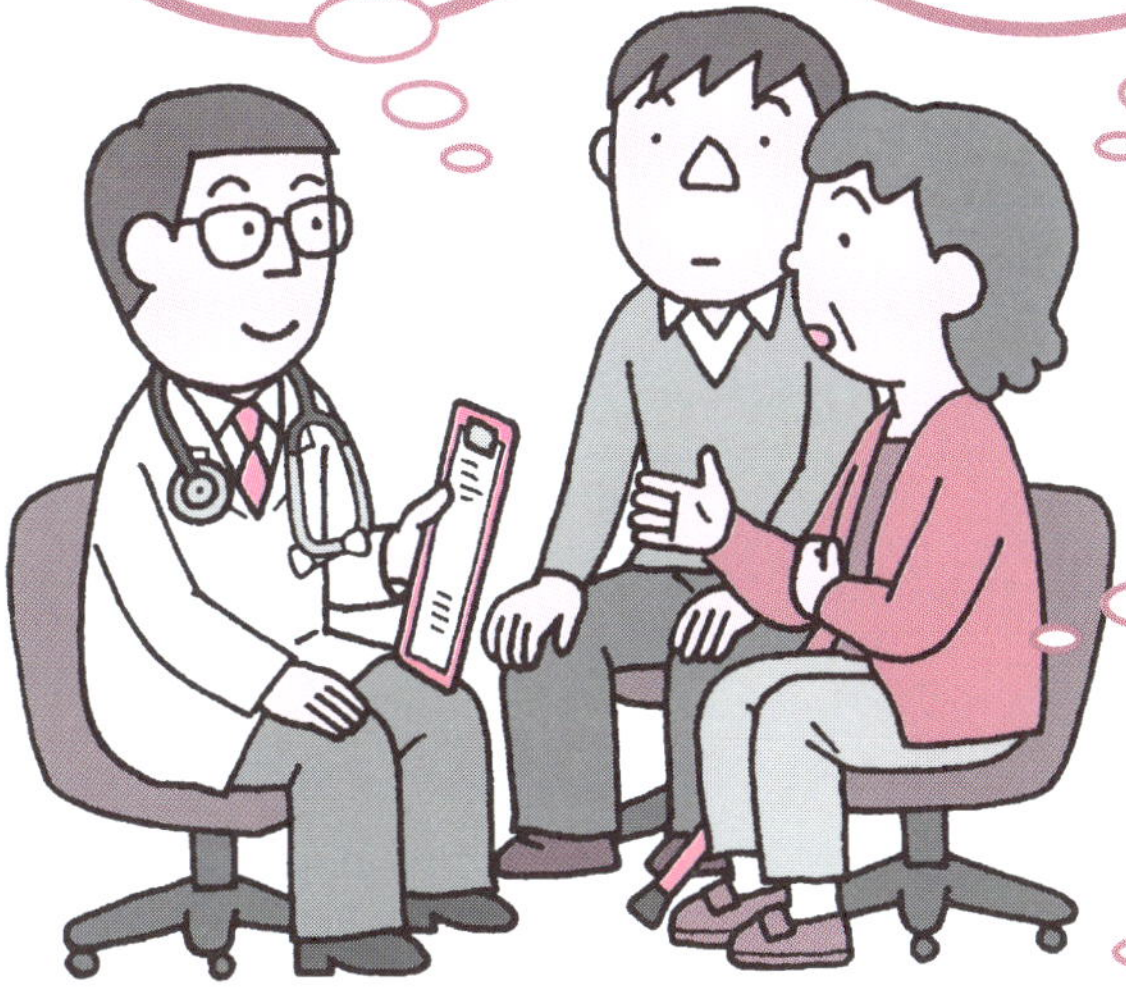

薬はそれぞれの患者さんに適するように、医師が調整している

受診がめんどう……

めんどうに感じる大きな理由は待ち時間です。順番が近づいたら携帯電話に連絡するなど、医療機関側でも工夫しています。受診頻度を減らせるか主治医に相談するのも手です。

不便だな……

いっしょにのめない薬や食べてはいけない食品など、注意が必要な薬もあります。例えば種類が多い場合、主治医の判断で1日1回にまとめるといった調整も可能です。

血圧を管理する薬

血圧を下げる薬は再発予防で最重要

再発予防において血圧管理は最も重要です。高血圧は脳出血の最大の危険因子であり、脳梗塞でも重大な要因だからです。

血圧の目標

血圧は、できるだけ基準値を目指してコントロールします。まずは収縮期（最大）血圧 140 mmHg 未満、拡張期（最小）血圧 90 mmHg 未満が目標（診察室血圧）です。

まずは
140/90mmHg未満

血圧コントロールは、脳卒中発症2週間後から開始し、その後ずっと続ける。首や脳の主幹動脈（→ P17）が狭くなっている人は、下げすぎずこの値を目標にする

ゆっくり下げる
血圧を急激に下げると、かえって再発のリスクが高くなります。2～3ヵ月くらいかけて徐々に血圧を下げます。

できれば
130/80mmHg未満

特に脳出血と脳梗塞を起こした人は、基準値までしっかり血圧を下げたほうがよい。くも膜下出血の人も、できればここまで下げたい。めまいなどの副作用が起こらないよう慎重に下げる。

血圧をしっかり下げると再発が三〇～五〇％減る

脳卒中を起こした人は、以前から高血圧を指摘されていた人も多いはずです。脳卒中の再発を防ぐためには、血圧管理が最重要課題と考えましょう。

血圧をしっかり下げることによって、脳梗塞は約三〇％、脳出血では五〇％も再発が減ることがわかっています※。

高血圧の治療は、通常、食事などの生活習慣を改善し、それでも下がらなければ薬を使いますが、脳卒中を起こした人は最初から薬で確実に血圧を下げていきます。生活習慣の改善も同時におこないます。

※日本脳卒中学会　脳卒中ガイドライン委員会編『脳卒中治療ガイドライン2021』協和企画、2021年

使われる主な薬

血圧を下げる薬「降圧薬」には、いくつかの種類があります。

急性期は、脳梗塞では血圧を下げすぎないよう、薬を微量使いますが、脳出血では、より早く血圧を下げるため、複数の薬を併用することもあります。

慢性期ではタイプにかかわらず、ACE《エース》阻害薬またはARBとカルシウム拮抗薬の組み合わせがよく用いられています。

まずは**ACE阻害薬**または**ARB**

どちらも血管を収縮させる酵素《こうそ》の働きを抑え、血管を広げて血圧を下げます。心臓病や糖尿病などがある人にも使いやすい薬です。

▼ACE阻害薬の副作用
空咳が出やすくなる。副作用は比較的少ないが、まれにのどのけいれん、むくみなどが起こる

▼ARBの副作用
副作用は比較的少ないが、血圧低下によるめまい、動悸などが起こることがある

副作用の咳は気にしなくてよい
空咳は、後遺症による誤嚥性《ごえんせい》肺炎を防ぐという面もあるので、脳卒中後の人にはむしろメリットになります。

＋

加えることもある**カルシウム拮抗薬**

カルシウムイオンが血管壁の細胞に入ると、血管が収縮して血圧が上がります。この作用を防いで血圧を下げます。

▼副作用
副作用は少ないが、ほてり、むくみ、動悸、頭痛、便秘などが起こることがある

＋

これで下がらなければ**利尿薬**

尿の排泄《はいせつ》を促すことで、体内の余分な水分と塩分を出して血圧を下げます。

▼副作用
尿量が増えるため、脱水症状を起こしやすくなる。低カリウム血症になりやすいので定期的な血液検査が重要

減塩していれば不要なことも
食事療法で減塩ができていれば、利尿薬はあまり必要ありません。日本人は塩分摂取量が多くなりがちなので、利尿薬を少量使うと効果的に血圧が下がります。

血糖値を管理する薬

少し高くても低すぎても危険。徐々に下げる

高血糖や糖尿病は脳卒中の危険因子であり、再発のリスクも高めます。特に、脳梗塞を起こした人は血糖管理が重要です。

血糖値の目標

血糖コントロールは、血糖値とHbA1cの値を目安におこないます。血糖値は直前の食事の影響を受けますが、HbA1cは過去1～2ヵ月の血糖の平均値がわかります。

まずは
血糖値150～200mg/dL未満
HbA1c 7.0%未満

脳卒中のほか、網膜症《もうまくしょう》や腎症といった糖尿病の合併症を防ぐための目標値。まずはこの値を目標にする

↓

さらに少しずつ下げて
血糖値126mg/dL未満
HbA1c 6.0%未満

さらに少しずつ下げ、この状態を維持できるように管理する

低血糖を起こさないように

脳卒中後の人は、低血糖を起こすと体の状態が悪化するおそれがあります。糖尿病専門医と相談しながら慎重に管理します。

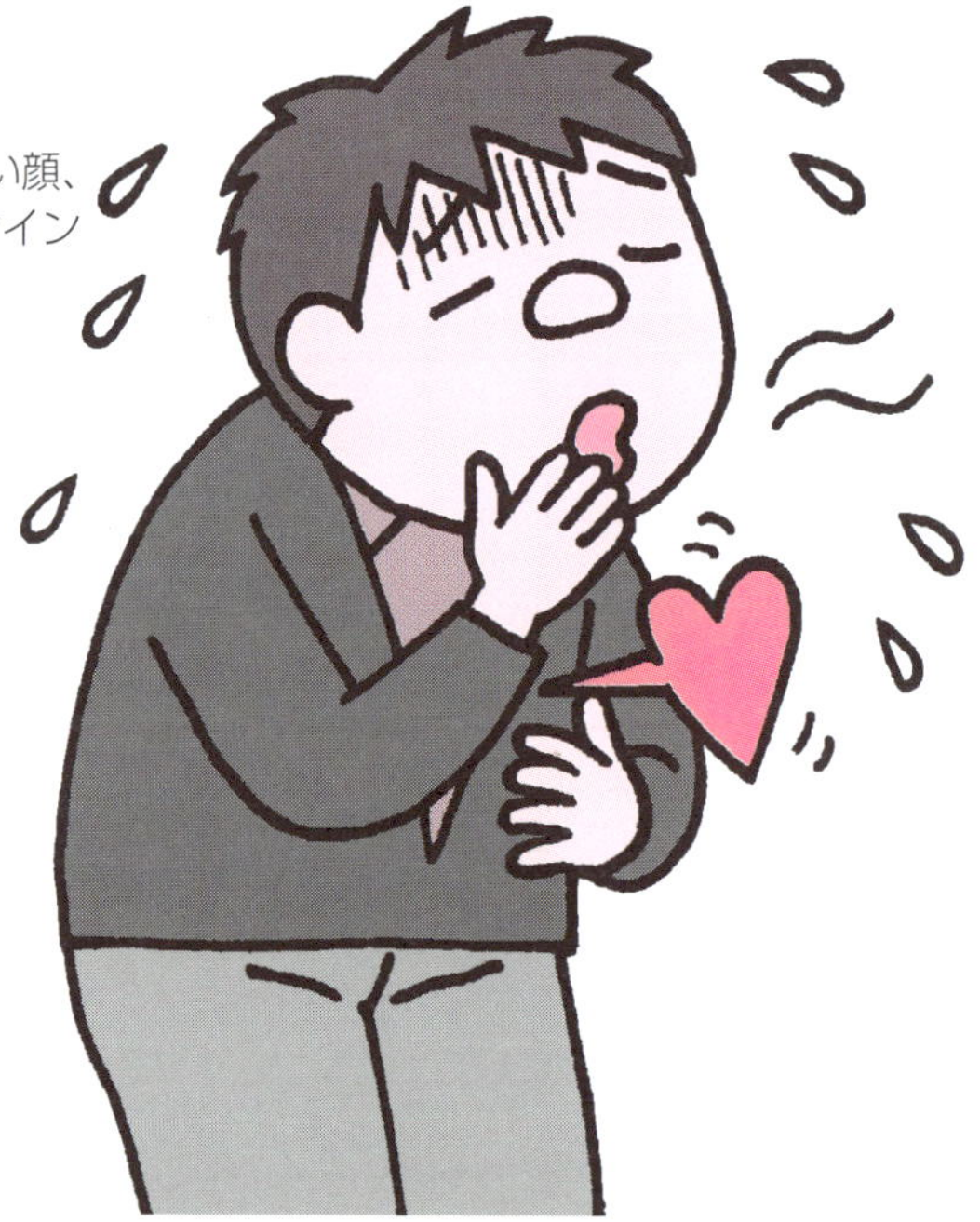

冷や汗（発汗）、動悸、青白い顔、生あくびなどが、低血糖のサイン

安全に下げるためにも専門医の指導を受ける

もともと糖尿病がある人は、そうでない人よりも二～四倍も脳梗塞を起こしやすく、糖尿病の状態が続けば当然再発のリスクも高くなります。再発予防に

使われる主な薬

糖尿病の薬のなかでも、チアゾリジン薬は脳梗塞の再発を抑える効果があり、脳卒中後の人に適しています。ただ血糖値を下げる作用は強くないため、多くはほかの薬も併用します。

まずはインスリン抵抗性改善薬

●チアゾリジン薬　●ビグアナイド薬

腸からの糖の吸収を抑え、血糖値を下げる「インスリン」というホルモンの効きをよくします。単独なら低血糖を起こす心配が少ない薬です。

▼チアゾリジン薬の副作用
むくみ、体重増加など

▼ビグアナイド薬の副作用
強いだるさ、吐き気、下痢、筋肉痛などがあればすぐに受診を

＋

改善が不十分なら インスリン分泌促進薬

●スルホニル尿素薬　●グリニド薬
●DPP-4阻害薬
●GLP-1受容体作動薬
●イメグリミン

すい臓の細胞に作用して、インスリンの分泌を促します。血糖値を下げる作用が強く、低血糖を起こすおそれがあるものもあります。

糖吸収・排泄調節薬

●α《アルファ》-グルコシダーゼ阻害薬
●SGLT2阻害薬

α-グルコシダーゼ阻害薬は糖の吸収を遅らせて高血糖を防ぎ、SGLT2阻害薬は腎臓での糖の排泄を促して血糖値を下げます。どちらも低血糖の危険が少ない薬です。

→

のみ薬で不十分なら インスリン注射薬

のみ薬では不十分な場合や血糖値が非常に高い場合、インスリン注射を使います。確実で即効性がありますが、低血糖を起こしやすいため専門医の指示を確実に守りましょう。

は血糖コントロールが必須です。

糖尿病がある人は血圧と脂質の異常を伴うことも多く、これらを改善すると血糖値も下がりやすくなります。薬だけでなく、食事や生活習慣の改善も組み合わせて治療に取り組みます。

ただ、血糖値は高すぎるのはもちろん、下がりすぎても危険です。糖尿病専門医といっしょに、適切にコントロールしていきます。

コレステロールを管理する薬

LDLコレステロールは薬で下げるのが効果的

脂質異常は動脈硬化を進行させ、脳梗塞の危険因子となります。特に悪玉のLDLコレステロールを薬でしっかり下げます。

血中脂質の目標

動脈硬化の原因となるLDLコレステロールは、薬がよく効きます。「non-HDLコレステロール」とは総コレステロール値からHDLコレステロールを引いた数値で、新たな指標として用いられています。

基本は
LDLコレステロール 100mg/dL未満
non-HDLコレステロール 130mg/dL未満

脳卒中を起こした人は、発症前よりもさらに厳格にコントロールする必要がある

さらに厳しく下げる
LDLコレステロール 70mg/dL未満
non-HDLコレステロール 100mg/dL未満

特に、アテローム性の動脈硬化が原因で脳梗塞を起こした人や、糖尿病を合併している人はより厳しくLDLコレステロールを下げる必要がある

＋

できれば
中性脂肪（TG） 150mg/dL未満
HDLコレステロール 40mg/dL以上

中性脂肪が高いとLDLコレステロールも上がる。脳出血とくも膜下出血では、HDLコレステロールが低いと危険。これらもできるだけ管理する

LDLコレステロールは低いほどよい

LDLコレステロールは酸化して血管壁に溜まると、アテローム性の動脈硬化となって血管内腔を狭めたり、破裂して血栓をつくる原因になります。LD

使われる主な薬

LDL コレステロールを下げるには「スタチン（系薬剤）」がよく用いられており、再発予防に効果があることがわかっています。EPA を併用するのも再発予防に有効です。

基本は**スタチン**（HMG-CoA還元酵素阻害薬）

肝臓でのコレステロールの合成を抑えることで、血中の余分なコレステロールがどんどん利用されてコレステロールが下がります。

▼副作用

まれにだるさ、食欲不振、発熱、黄疸《おうだん》など、肝機能障害による症状が起こることがある

ごくまれだが、重大な副作用がある

横紋筋融解症《おうもんきんゆうかいしょう》という副作用が起こる可能性があります。全身の強い筋肉痛、赤褐色の尿が出たら速やかに受診してください。

＋

加えることもある **EPA**（エイコサペンタエン酸）

肝臓での中性脂肪の合成・分泌を抑え、分解を促すことで血液中の中性脂肪を減らします。血栓を防ぐ働きもあります。

▼副作用

吐き気などの消化器症状のほか、まれに肝機能障害が起こる

EPAを加えることによって再発率が下がる

スタチンと EPA を併用すると、脳梗塞の再発リスクが約 20% 下がるというデータがあります※。

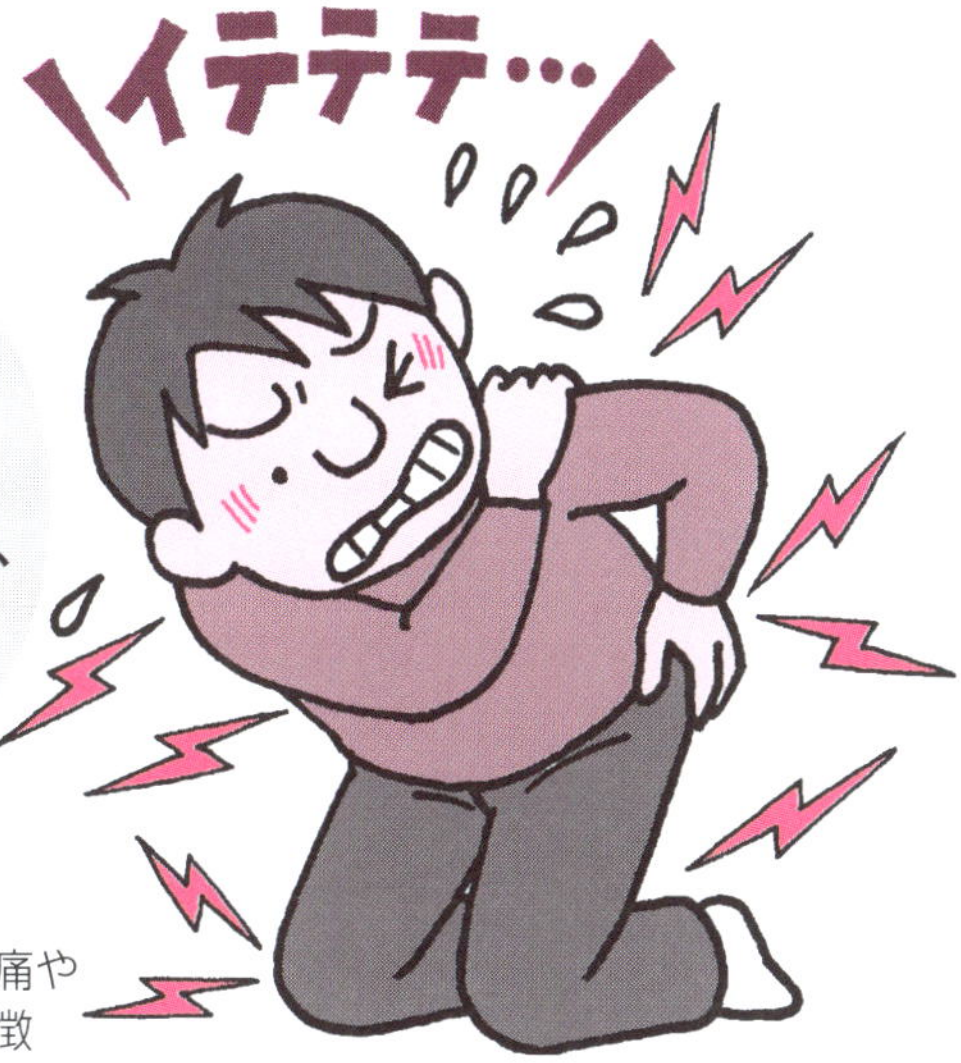

全身の強い筋肉痛や赤褐色の尿が特徴

Lコレステロールはできるだけ下げることが、再発予防のために重要です。

LDLコレステロールは食事や生活習慣の改善だけでは下がりにくく、現在は薬で下げるのが最も効果的です。

LDLコレステロールにはスタチンが有効で、服用している人は再発率が約一六％下がったという報告もあります※。

※日本脳卒中学会　脳卒中ガイドライン委員会編『脳卒中治療ガイドライン2021』協和企画、2021年

血栓を防ぐ薬①

抗血小板薬で血液をサラサラにする

脳梗塞は血栓が詰まることが原因ですから、再発を防ぐには血栓ができないようにする薬が必要です。その一つが抗血小板薬です。

血液を固まりにくくして血栓を防ぐ

血栓を防ぐ薬は、血液を固まらせる成分に作用して血栓ができないようにします。脳梗塞のタイプによって使われる薬が異なります。

- アテローム が原因の脳梗塞
- 細い血管の脳梗塞

→ **抗血小板薬**（→P43）

- 心房細動が原因の脳梗塞

→ **抗凝固薬**（→P44）

出血しやすさが現れたら主治医に相談

どちらの薬も服用中は血液が固まりにくくなります。鼻血や皮下出血などの症状が現れた場合は必ず主治医に相談してください。

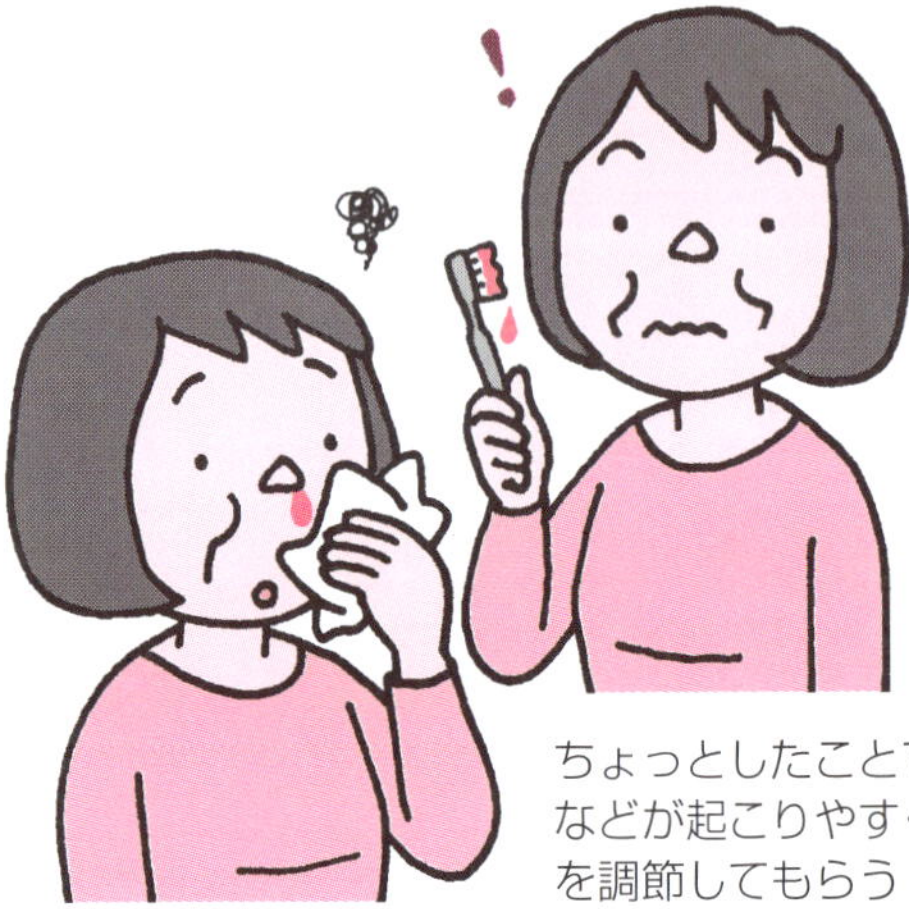

ちょっとしたことで鼻血、内出血などが起こりやすくなったら、薬を調節してもらう

急性期は点滴だったが、慢性期はのみ薬になる

脳梗塞を起こした人が再発を予防するうえで注意しなければならないのが、新たな血栓ができないようにすることです。

そのためには、抗血小板薬と抗凝《こうぎょう》固薬《こやく》という薬が用いられます。通常、脳梗塞を起こした直後の急性期には、これらの薬が点滴で併用されます。

慢性期に入るとのみ薬に切り替わり、抗血小板薬か抗凝固薬のどちらか一つになります。併用し続けると、副作用の出血が増えるためです。抗血小板薬では、三つの薬のなかから一つが選ばれ、生涯服用し続けます。

血圧の管理も重要

血圧が高いと、より出血しやすくなります。脳梗塞を起こした患者さんには高血圧がある人が多いので、血圧を下げることも重要です。

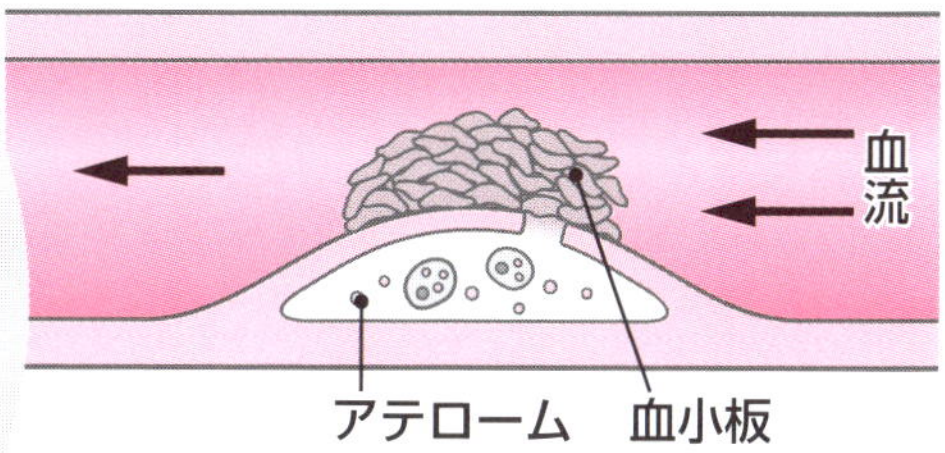

動脈内は血流が速く、血圧も高い。血管の動脈硬化が進むと、血小板がくっつきやすくなり、血液が固まりやすくなって血栓がつくられる

抗血小板薬とは

抗血小板薬は、血小板の働きを抑える薬です。血小板は本来、止血の役割をもつ重要な成分です。血小板どうしがくっついて血栓になるのを防ぎます。

基本はアスピリン

最も広く用いられ、信頼されています。安価で用いやすい点もメリットです。

▼注意点

消化管などの出血がやや多め。ラクナ梗塞の人は副作用で脳出血が起こる可能性があり、慎重に使われる。バファリンなどの処方薬があるが、同名の市販薬では代替不可

生活習慣病が重なっている人はクロピドグレル

アテローム性の脳梗塞を起こした人、特に脂質異常症や糖尿病などを合併している人に有効です。喫煙者にも適しています。

▼注意点

まれに肝機能障害や白血球減少、血栓性血小板減少性紫斑病《しはんびょう》（TTP）などの重大な副作用が起こることがある

主な抗血小板薬

脳梗塞のタイプや体の状態によって、薬を使い分けます。よく使われている薬は３つあります。チクロピジンという薬は重大な副作用があり、現在はあまり使われません。

細い血管が詰まった人はシロスタゾール

血小板の働きを抑えるほか、動脈硬化を抑えたり、血管を広げて血流を改善したりする効果もあります。ラクナ梗塞を起こした人でも脳出血の危険が少なく、使いやすい薬です。

▼注意点

頭痛や頻脈《ひんみゃく》などが起こりうる

血栓を防ぐ薬②

抗凝固薬で血液を固まりにくくする

心房細動が原因の心原性脳塞栓症の再発予防には、抗血小板薬とは異なる作用の抗凝固薬が用いられます。

抗凝固薬とは

血液中には「血液凝固因子」という成分が数種類あります。血液凝固因子の働きによってフィブリンという線維が固まり、大きな血栓をつくります。

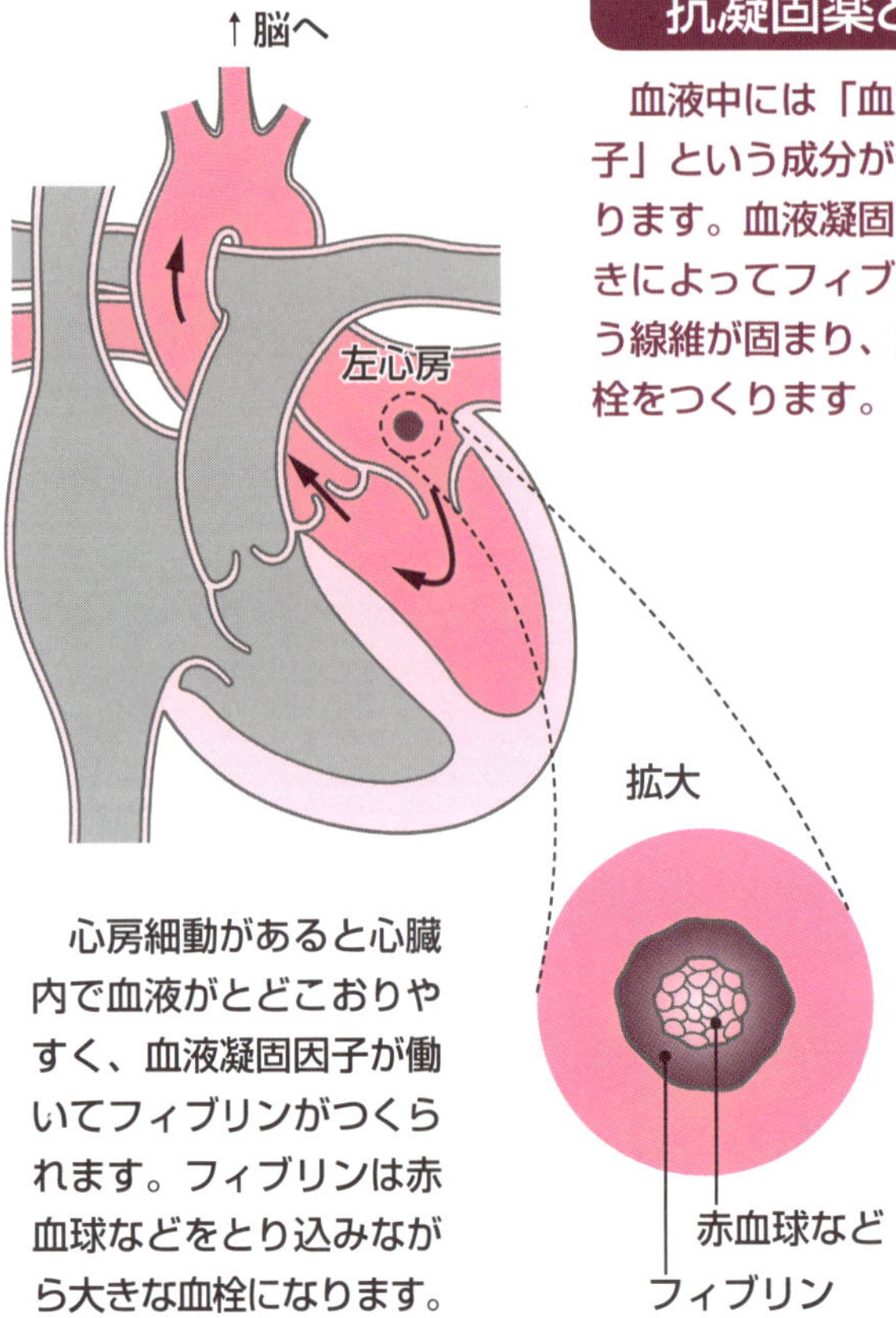

心房細動があると心臓内で血液がとどこおりやすく、血液凝固因子が働いてフィブリンがつくられます。フィブリンは赤血球などをとり込みながら大きな血栓になります。

心房細動があるときは抗凝固薬を使う

心原性脳塞栓症は、ほかの脳梗塞とは、血栓のでき方が違います。

心原性脳塞栓症では、血液中のフィブリンというたんぱく質の線維の塊によって血栓ができます。血栓を防ぐために必要な薬も異なり、「抗凝固薬」という薬を使います。

急性期には、抗血小板薬と抗凝固薬を併用することもありますが、慢性期には抗凝固薬だけを使い、のみ薬に切り替わります。抗凝固薬も、心房細動があるかぎり、生涯のみ続けることが基本です。

主な抗凝固薬

代表的なものは以前はワルファリンでしたが、薬ののみ合わせや食事の注意点が多いのが難点でした。現在は、DOAC《ドアック》（NOAC《ノアック》とも呼ばれます）が広く用いられています。

基本はDOAC
（直接阻害型経口抗凝固薬、Direct Oral Anticoagulants）

●ダビガトラン　●リバーロキサバン
●アピキサバン　●エドキサバン

血液凝固因子に作用し、その働きを抑えてフィブリンができるのを防ぎます。

▼注意点

●腎臓への負担が大きい

DOAC（なかでもダビガトラン）は腎臓から排泄されるため、腎機能が低下している人などには使えない。年齢や体重も考慮して、最も適したDOACが使用される

●のみ忘れるとすぐに効果がなくなる

DOACはのみ忘れるとすぐに効果が薄れ、血栓ができるおそれがある。のみ忘れないようにしっかり対策をとる（→P35）

血液検査で定期的にチェックを

DOACは腎臓に負担がかかりやすいため、腎機能を調べる血液検査が必要です。ワルファリンは効果に個人差があるため、血液検査を受けて服用量の調節をしてもらいます。

腎障害のある人などはワルファリン

血液凝固にかかわるビタミンKの働きを妨げ、フィブリンができるのを抑えます。安価で、腎機能低下がある人にも使えます。

▼注意点

納豆などのビタミンKが多い食品を控える。いっしょにのめない薬が多いので、ほかの病気で薬を処方される場合などに注意が必要

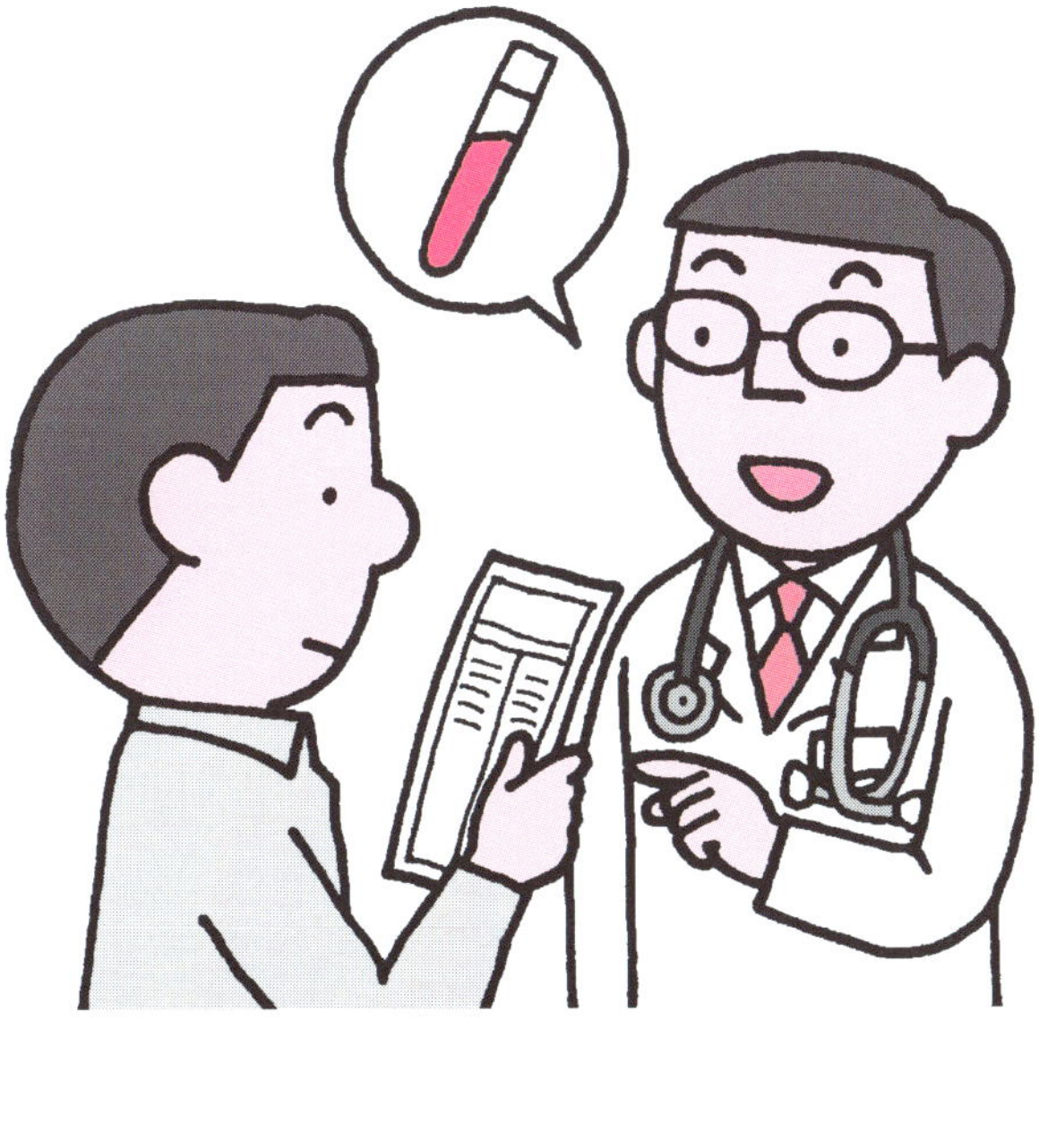

抗凝固薬の使用中は、定期的な血液検査が必要

血管を広げる手術①

首の血管がかなり狭い人は手術も検討

脳梗塞には、首の血管の動脈硬化が原因のものもあります。この場合は、血管を広げる手術で再発のリスクが下がることが期待できます。

内膜剥離術で血管をキレイに

動脈硬化で極端に狭くなっている首の血管を広げるには、「頸動脈内膜剥離術《ないまくはくりじゅつ》(CEA)」という方法があります。ただし、だれでも受けられる手術ではないため、検査を受け、十分に検討する必要があります。

まれながら合併症の可能性がある

手術中に血栓が流れて脳梗塞を起こしたり、手術後に血流が急激に増加して、頭痛やけいれんなど（過かん流症候群）を起こしたりと、まれながら合併症が起こるリスクがあります。設備の整った医療機関で熟練の医師のもとで受けることがすすめられます。

対象

●頸動脈が70%以上狭くなっている

●すでに破れたあとがあるなど、不安定な状態のアテロームがある

●TIA（→P19）を起こしたことがある

●頸動脈の状態がカテーテル治療に適さない（著しく曲がっている、石灰化を伴うなど）

など

後遺症が比較的軽く、上の条件がある場合は、再発を防ぐためにも手術を受けることがすすめられます。

首の血管が狭すぎると再発の可能性がかなり高い

脳梗塞を起こした人のなかには、主治医から首の血管（頸動脈《けいどうみゃく》）の手術をすすめられることがあります。

というのも、アテローム血栓性の脳梗塞を起こした人は、頸動脈が動脈硬化によってかなり狭くなっていることが多く、放

置すると再発の危険が高いからです。頸動脈がかなり狭くなっている人には、手術がすすめられています。

近年は、降圧薬や抗血小板薬の種類が増え、効果も上がっているため、以前ほど手術はおこなわれていません。しかし手術を提案された人は、手術のメリットが高いと主治医が判断したということです。主治医からくわしく話を聞き、検討しましょう。

進め方

手術は全身麻酔でおこないます。頸動脈を切り開き、狭くなっている部分のアテロームをとり除きます。手術時間は約２時間、入院期間は約１週間です。

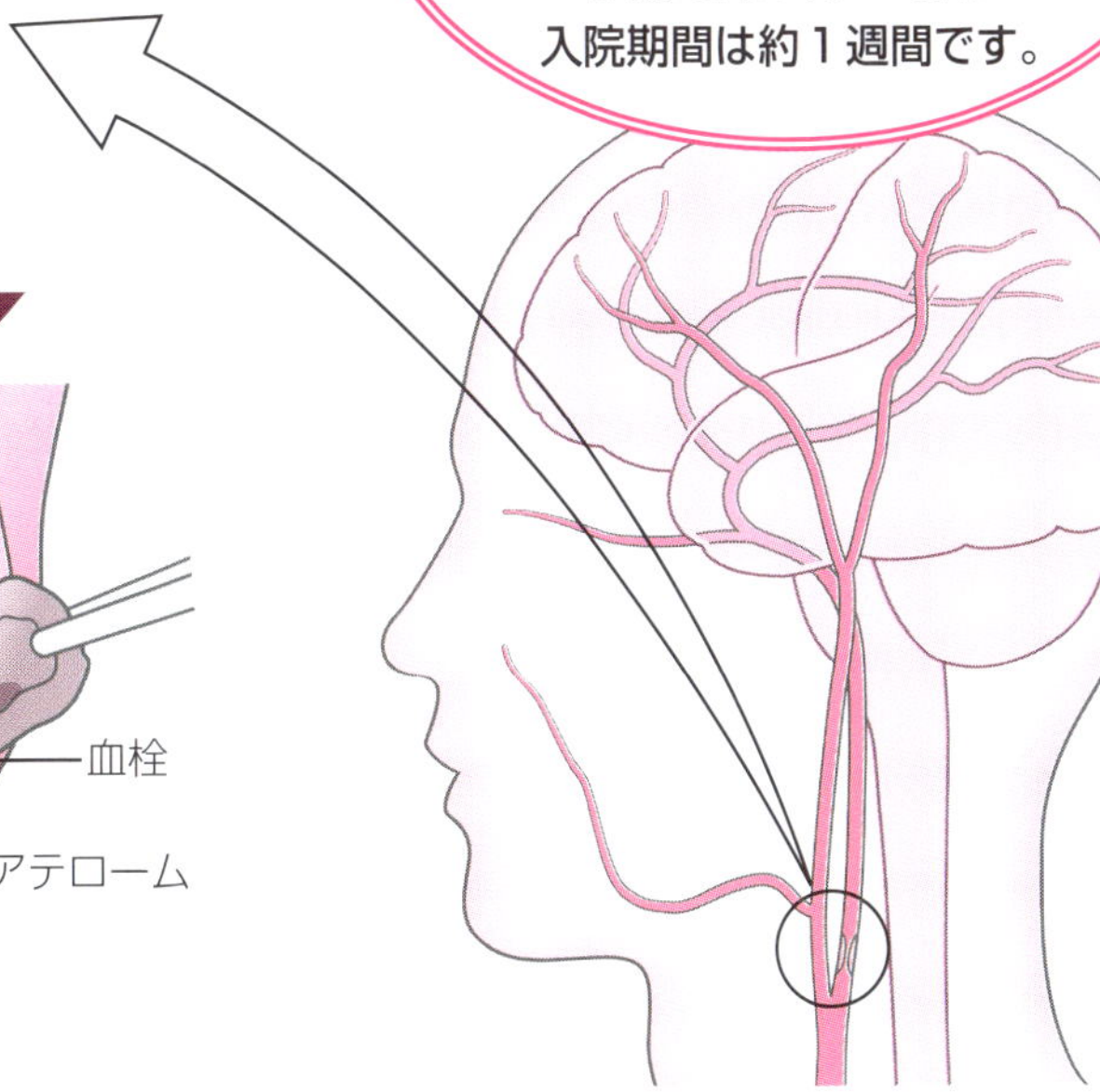
拡大

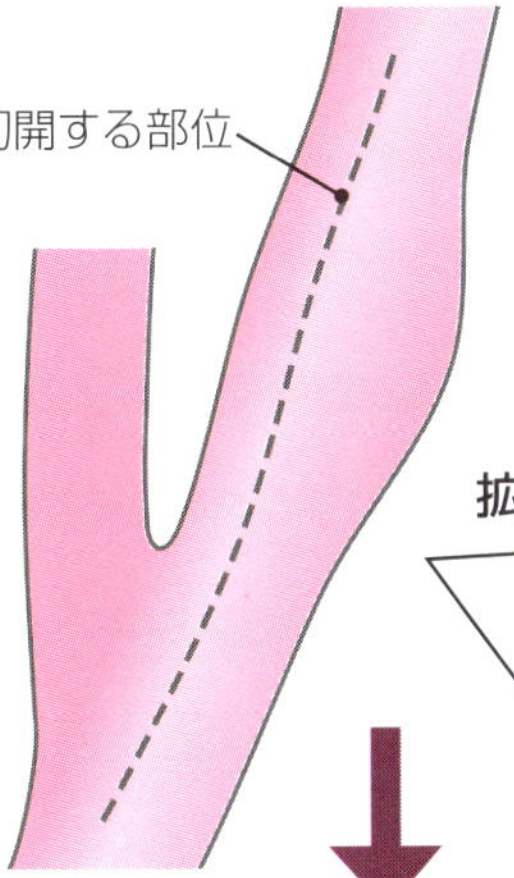
切開する部位

1 狭窄が進んでいる部位の両端で、血流を止めます。顕微鏡で観察しながら、狭くなっている部分の血管を切開します。

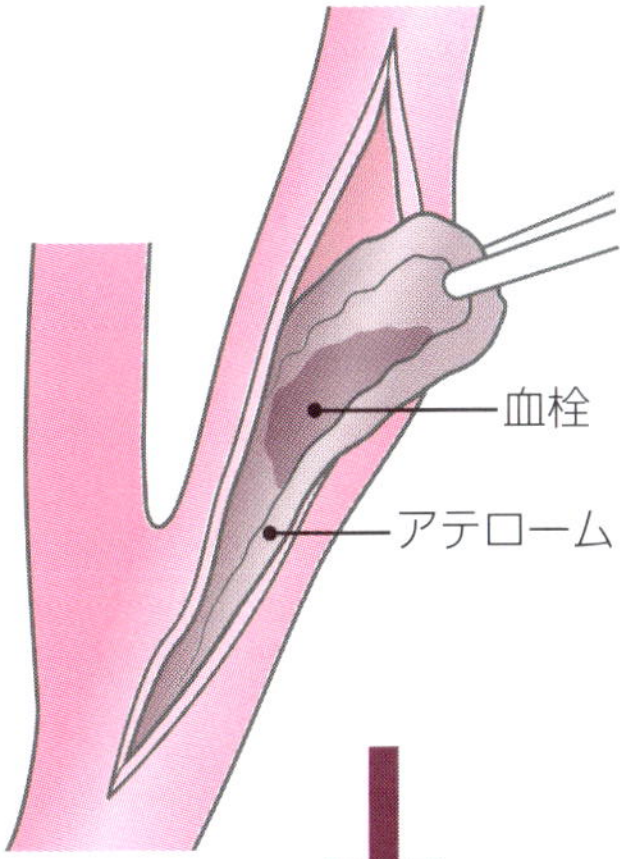
血栓
アテローム

2 血管を切り開いたら、アテロームや周辺の血栓を除去。さらに、厚くなった内膜をはがしてとり除きます。血管内腔が広がります。

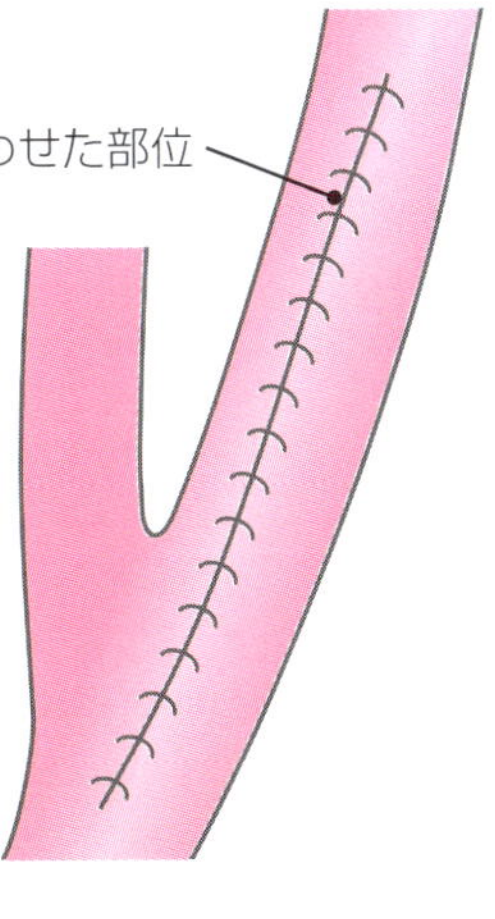
縫い合わせた部位

3 血管を縫《ほう》合《ごう》して、血流を再開させます。問題なければ、切開部位を閉じ縫合します。

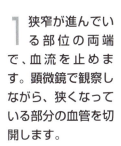

カテーテルで血管を広げる方法もある

頸動脈内膜剝離術が受けられない場合は、カテーテル治療もあります。体への負担が軽く、高齢者や心臓病などがある人も可能です。

ステント留置術で首の血管を広げる

頸動脈ステント留置術とは、バルーン（小さな風船）で血管の狭くなった部分を広げ、ステント（金属製の細い管）を留置して再狭窄を防ぐ方法です。体への負担が軽いのが特徴です。

カテーテル治療は比較的体への負担が少ない

頸動脈が狭くなっていて、再発リスクが高い一方で、持病などがあって頸動脈内膜剝離術が難しい人もいます。

この場合にすすめられるのが、カテーテルによる「頸動脈ステント留置術（CAS）」です。頸動脈内膜剝離術のように全身麻酔下の手術ではないため、比較的体への負担が軽くて済みます。

この治療法ではアテロームそのものは残るため、治療後も定期的に検査を受けて血管の状態を観察する必要があります。

対象

- 頸動脈が半分くらい狭くなっている、症状がなく80% 以上狭くなっている
- 心臓病や呼吸器の病気などの、重篤な持病がある
- 頸動脈の狭窄部位が、内膜剝離術に適さない
- 内膜剝離術を過去に受けたことがあり、再び狭くなった
- 狭窄が血管内腔の片側だけ、あるいは両側でも完全にふさがっていない

など

対象となるのは上のとおり。なお、脳梗塞を発症した直後の人は受けられません。

合併症はわずか

頸動脈内膜剝離術（CEA）に比べ、術後の合併症はわずかです。治療後、血流の再開時に脳出血を起こすおそれや、血栓が流れて脳の血管を詰まらせる可能性もあります。

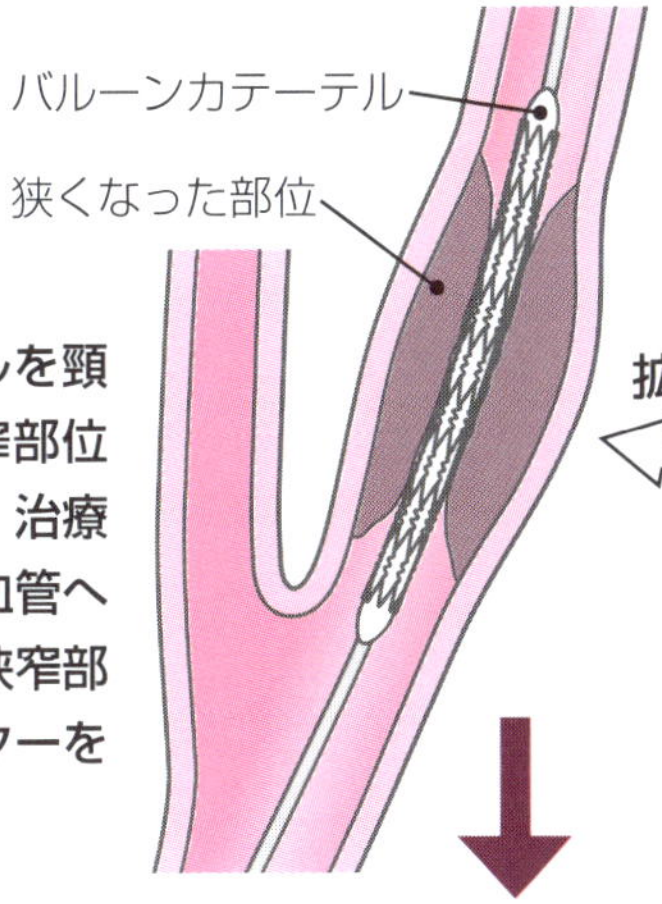

1 カテーテルを頸動脈の狭窄部位まで進めます。治療中に血栓が脳血管へ流れないよう狭窄部の奥にフィルターを留置します。

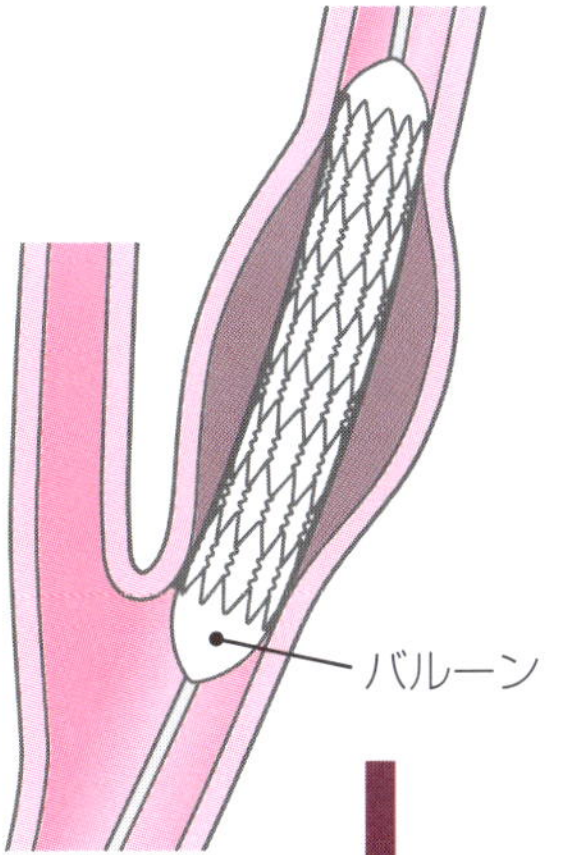

2 狭窄部位でバルーンをふくらませ、血管内腔を押し広げます。

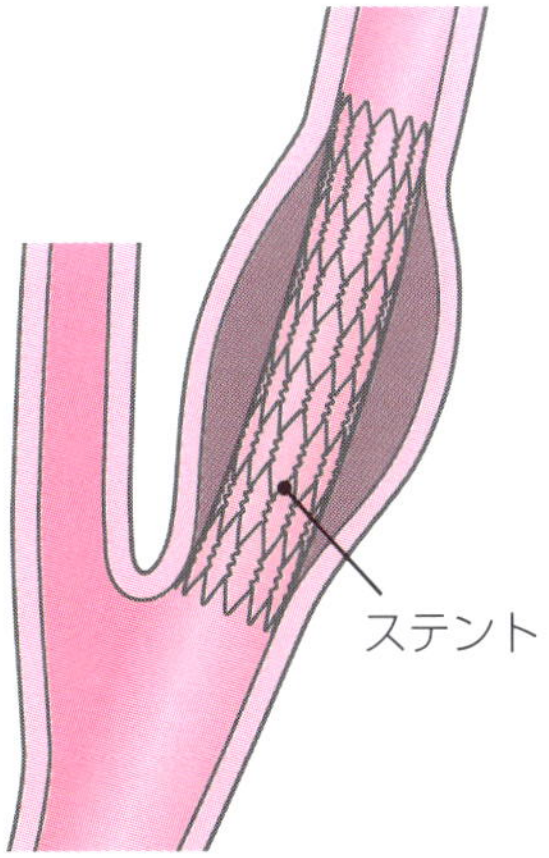

3 広げた部分を支えるようにステントを留置し、再度バルーンをふくらませる処置をします。最後に、カテーテルとフィルターを回収します。

進め方

太もも付け根の
大腿《だいたい》動脈からカテーテルを挿入し、
頸動脈まで進ませて治療します。
所要時間は１～２時間ほど、
入院は３～４日です。

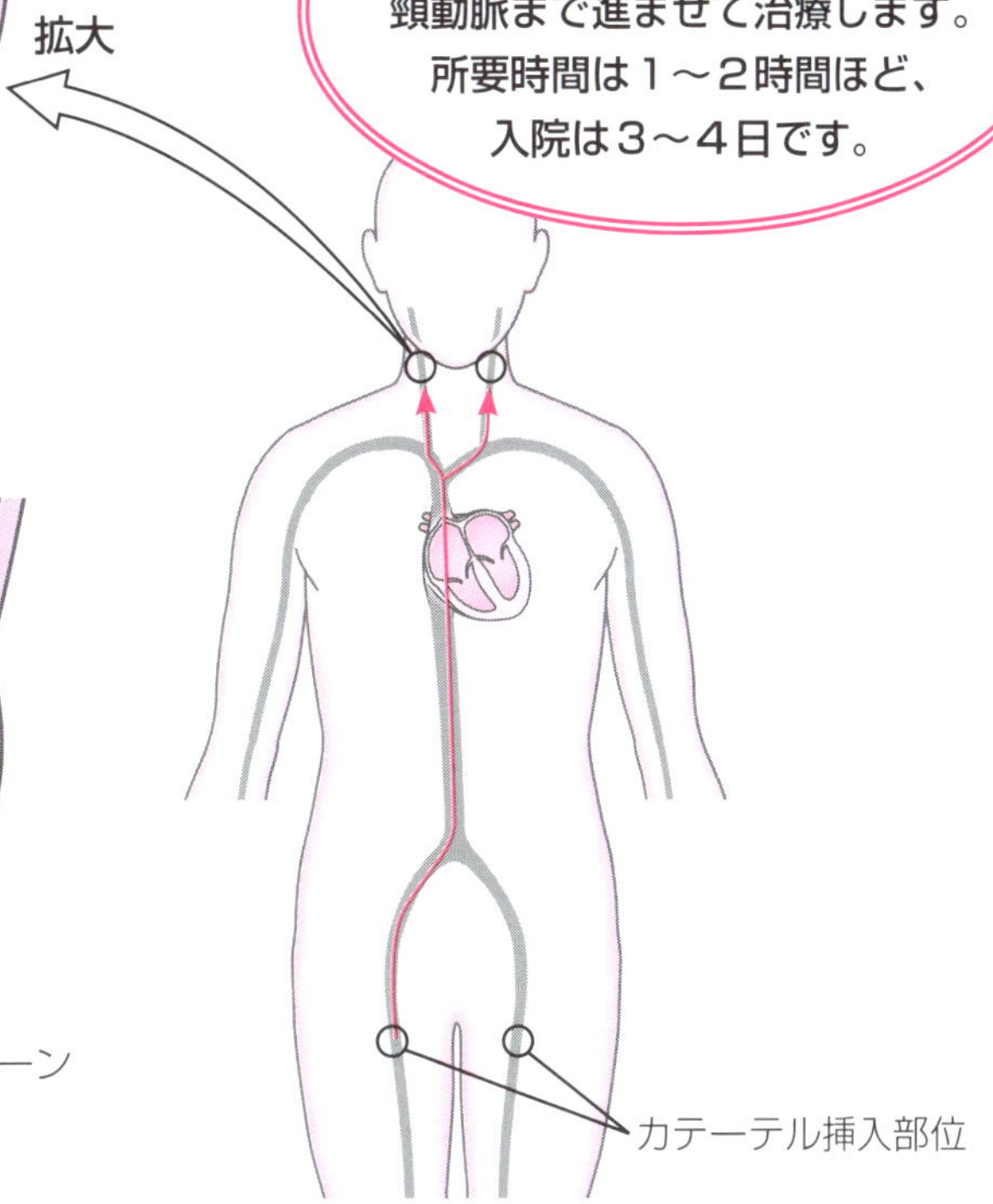

脳のバイパス手術もある

脳血管の動脈硬化が進み、極端に血流が悪くなっている部位に、新たな血管をつなぐ手術法もあります。バイパス手術といいます。

ただ、頭部にメスを入れる大手術であるため、どこでも受けられる方法ではなく、患者さんへの負担も大きくなります。そのため、最近ではあまりおこなわれなくなっています。

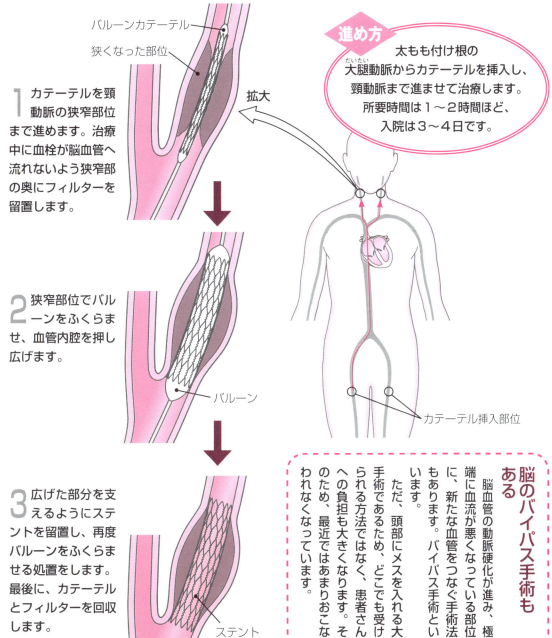

心房細動がある人はカテーテル治療を検討

心房細動があると心臓内で血栓ができやすく、心原性脳塞栓症の原因になります。心房細動は根本的に治せるので、治療を検討します。

カテーテル治療で心房細動を治す

心房細動は、カテーテル治療で治すことができます。再発予防のためにも治療がすすめられます。事前に検査を受け、数日の入院で治療できます。

対象

●目安は75歳未満
●心房細動がたまに起こる人

条件に当てはまる人は、治療が効果的です。75歳以上でも、体の状態によっては治療できます。心房細動が進行していると完治する確率が下がります。

合併症は少ない

- 脳梗塞、TIA（→P19）
- 心房粗動、心房頻拍
- 食道潰瘍《かいよう》や食道周囲の神経障害、肺静脈の狭窄《きょうさく》など

合併症が少なく安全性は高いですが、75歳以上の人や心不全が進んでいる人は合併症の可能性が高くなります。心臓内に血栓が見つかったら、先に抗凝固薬（→P44）を使います。

心房細動がなくなり、のみ薬が不要になることも

心原性脳塞栓症の原因は心房細動という、異常な電気信号によって心房が興奮し、けいれんする病気です。

心房細動は「カテーテルアブレーション」という方法で治療が可能です。カテーテルを心臓に送り込み、異常の発生部位を電気で治療します。

治療後はしばらく抗凝固薬を使います。心房細動が完全になくなったことが確認できれば、抗凝固薬が不要になる人もいます。

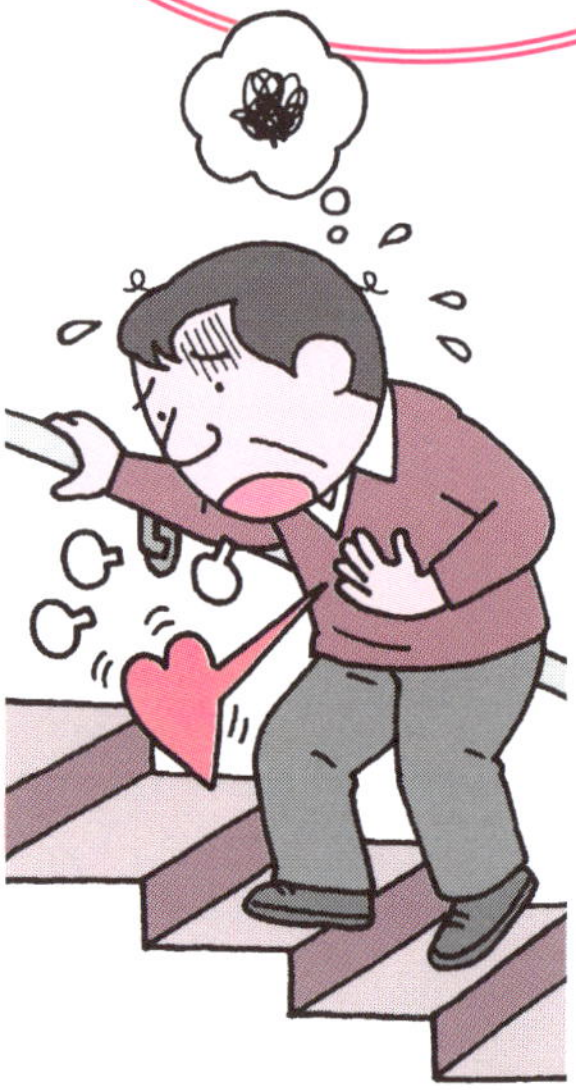

動悸や息切れなどの症状が治療後はなくなる人もいる

進め方
太ももの付け根などの血管からカテーテルを挿入し、心臓まで進めます。治療時間は2～3時間程度、入院は数日必要です。

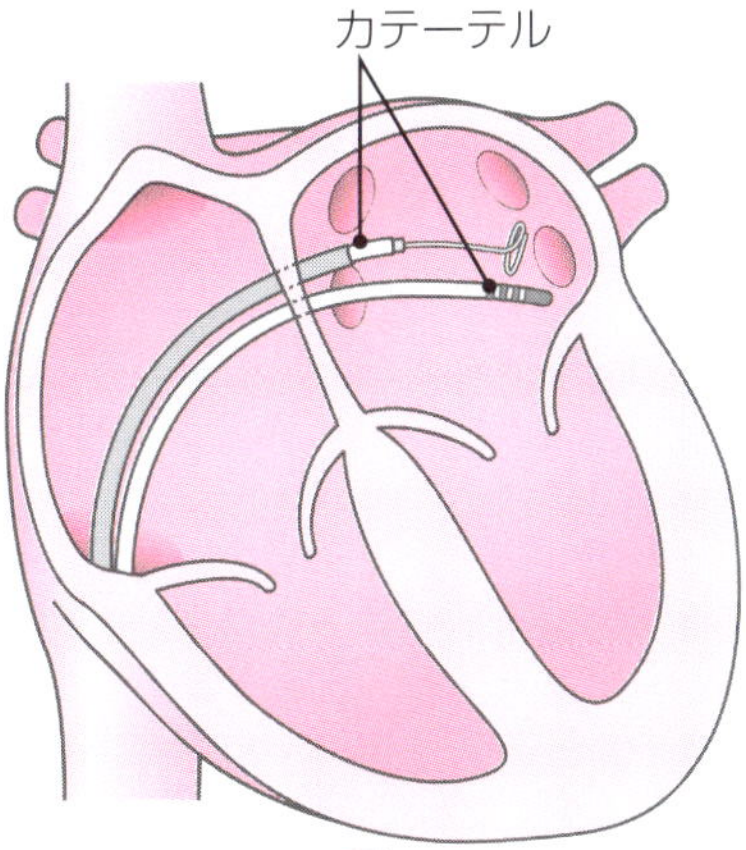
カテーテル

1 左心房と右心房を隔てる壁に小さな穴をあけてカテーテルを通し、左心房の肺静脈付近まで進めます。

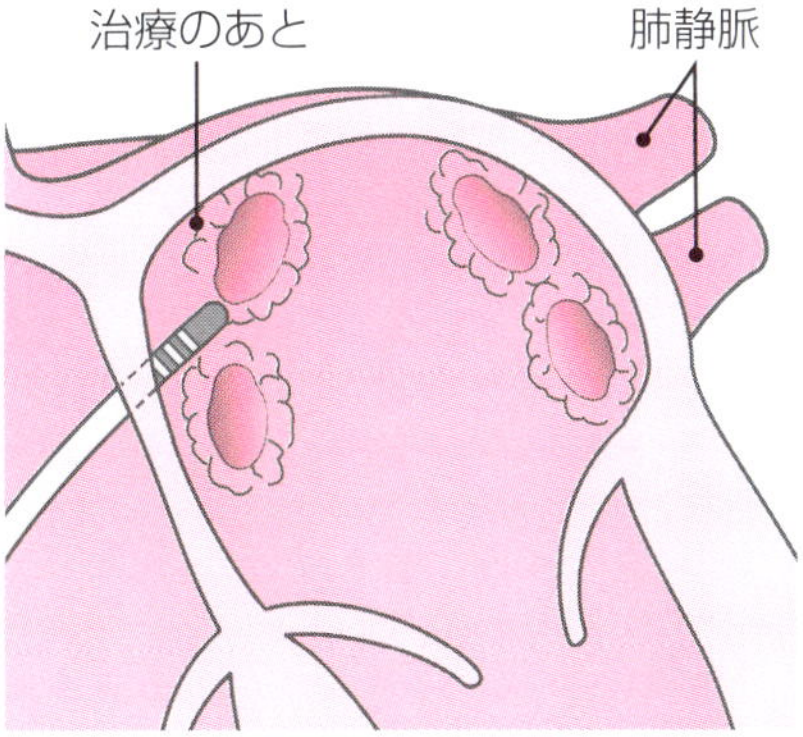
治療のあと
肺静脈

2 カテーテルの先端で、組織を焼いたり凍らせたりします。治療箇所は壊死《えし》するため、異常な電気信号が伝わらなくなります。

心房細動のしくみ

心房細動の多くは、肺静脈のなかで異常な電気信号が起こることが原因です。異常な電気信号によって、心房全体に興奮が広がって心房をけいれんさせ、血液の流れを悪くします。

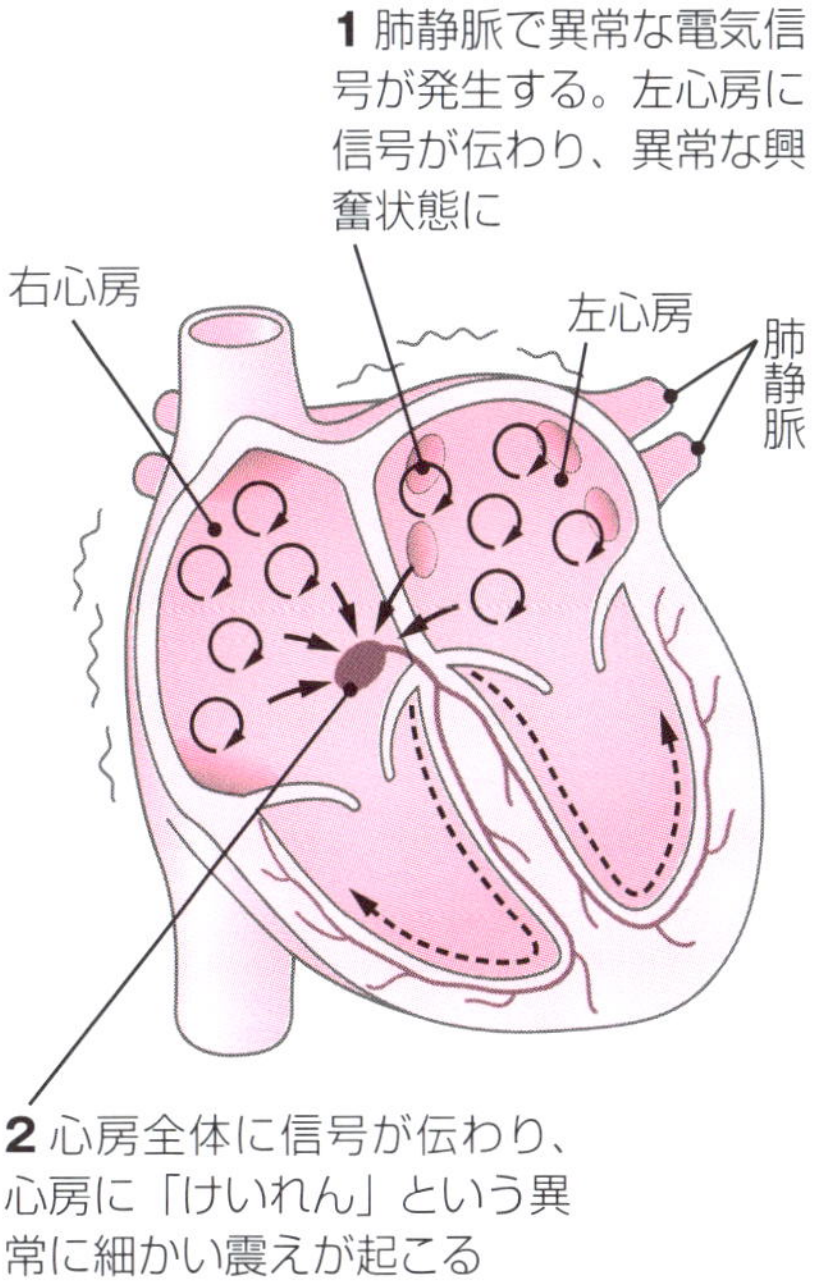
1 肺静脈で異常な電気信号が発生する。左心房に信号が伝わり、異常な興奮状態に
右心房
左心房
肺静脈
2 心房全体に信号が伝わり、心房に「けいれん」という異常に細かい震えが起こる

こぶの破裂を防ぐ手術

開頭しなくてもできる治療法がある

未破裂の脳動脈瘤が見つかった場合は、再発予防のためにも治療が必要です。こぶの状態に応じて、破裂を防ぐ手術を検討します。

破裂していない脳動脈瘤の手術

こぶのサイズが5mm未満であれば、定期検査で経過を観察しつつ、破裂の危険を高める高血圧の治療をおこないます。サイズが5mm以上なら手術を検討します。

対象

- 70歳以下
- こぶのサイズが5mm以上

こぶが5mm以上になると破裂の危険が高いため、手術を考えます。条件に当てはまらなくても形がいびつ、複数あるなどの場合も手術を検討します。

様子を見ることも多い

脳動脈瘤が破裂する確率は年0.1〜20%※と、すぐに手術が必要なケースはまれ。多くは半年〜1年に1回程度受診し、こぶに変化があったら手術を検討します。

合併症のリスクはこぶの位置や大きさによる

手術により神経細胞が障害され、マヒなどが残る可能性や、治療中にこぶが破裂する可能性があります。合併症のリスクは、開頭手術とカテーテル治療ではあまり差がありません。

くも膜下出血の大きな原因になるのが脳動脈瘤

くも膜下出血の原因は、脳動脈にできたこぶの破裂による出血です。脳動脈瘤が検査で発見されたら（→P20）、定期的に検査を受けましょう。

脳動脈瘤は、必ずしもすぐに破れるわけではありません。破裂の危険が高い人は、破裂する前に手術することもあります。高血圧があると破裂する危険が高くなりますから、手術をしなくても、血圧の管理（→P36）と生活習慣の改善（→P62）が必須です。

※日本脳卒中学会　脳卒中ガイドライン委員会編『脳卒中治療ガイドライン2021』協和企画、2021年

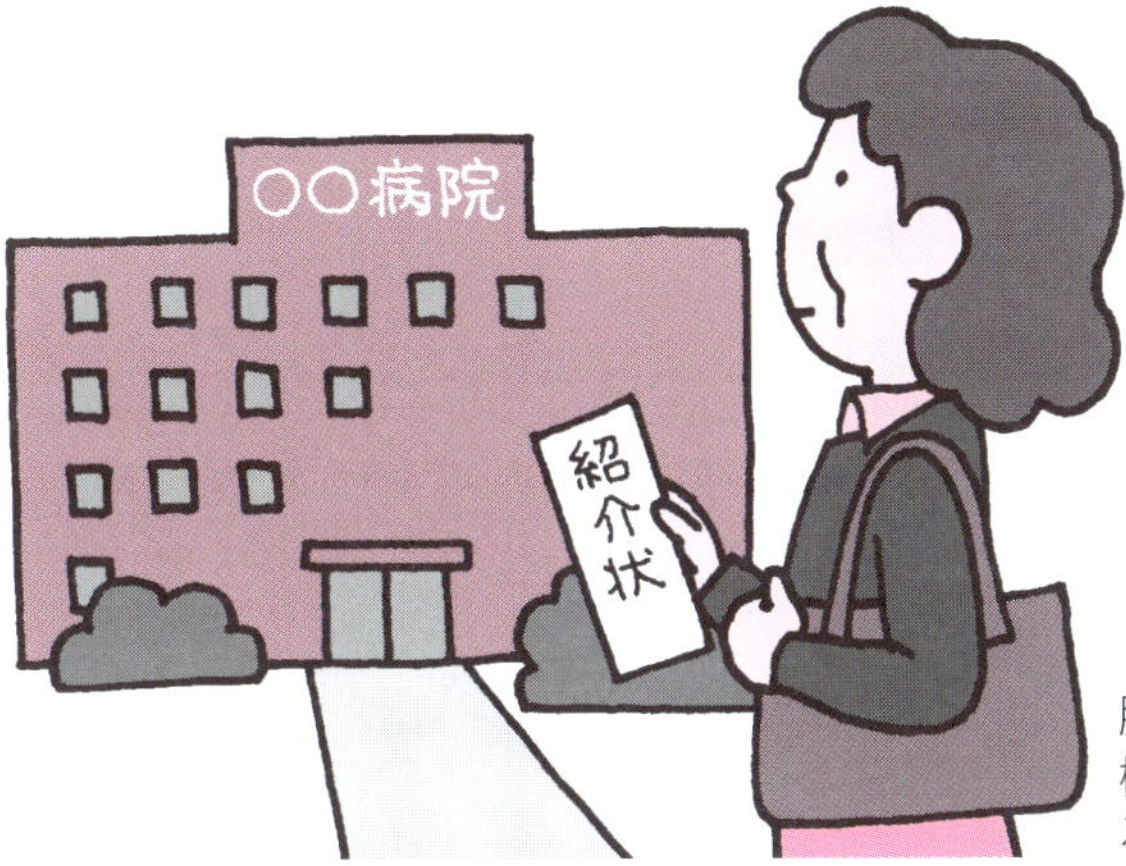

進め方

どちらの治療になるかを決めるのは、こぶのサイズや位置、形、そして本人の年齢や持病などです。これらを総合的に判断し、どの治療法にするかが決められます。

脳卒中の治療を受けた医療機関とは別の医療機関で、脳動脈瘤の治療を受けることもできる。その場合は紹介状をもって受診する

基本は **クリッピング術**

開頭手術なので負担は大きいですが、安全性が比較的高い方法です。こぶのサイズや形を選ばず、術後の注意や再発の心配もあまりありません。心臓病がある人や体力がない人、生活習慣病の状態が悪い人は受けられません。

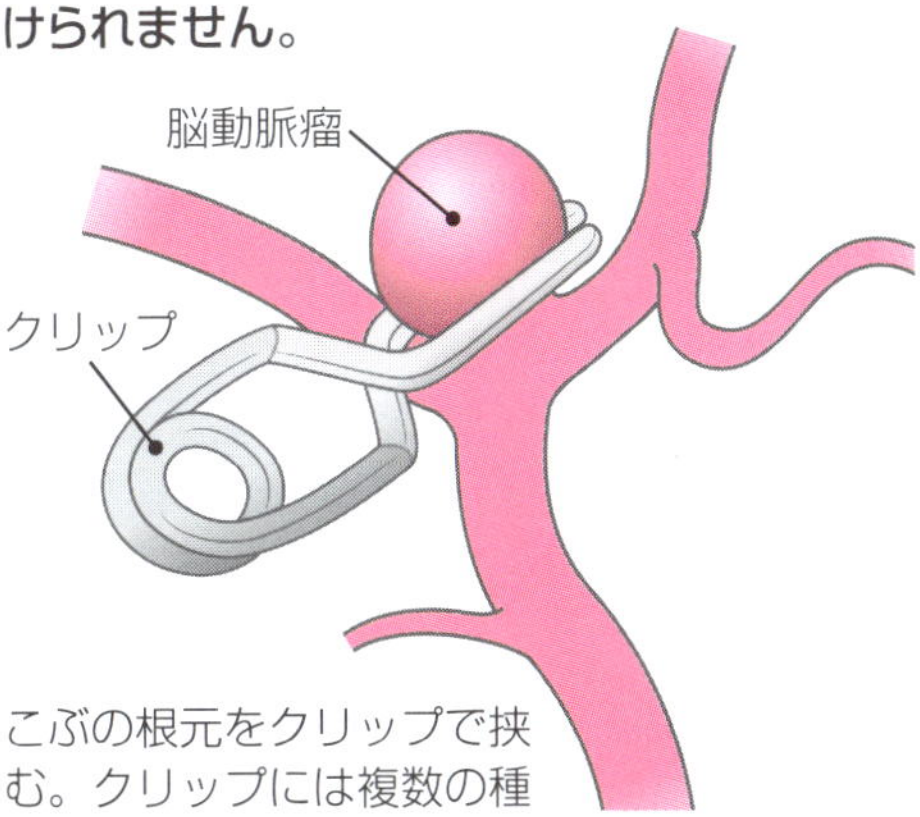

こぶの根元をクリップで挟む。クリップには複数の種類があり、こぶの大きさなどに合わせて選ぶ

頭の奥にこぶがあるときなどは **コイル塞栓《そくせん》術**

カテーテル治療で、脳の奥深い位置にこぶができた場合に適しています。体への負担が少なく、高齢者も受けやすいですが、こぶのサイズが 2mm 以下、こぶの根元が広い場合は受けられません。術後、定期的に検査を受ける必要があります。

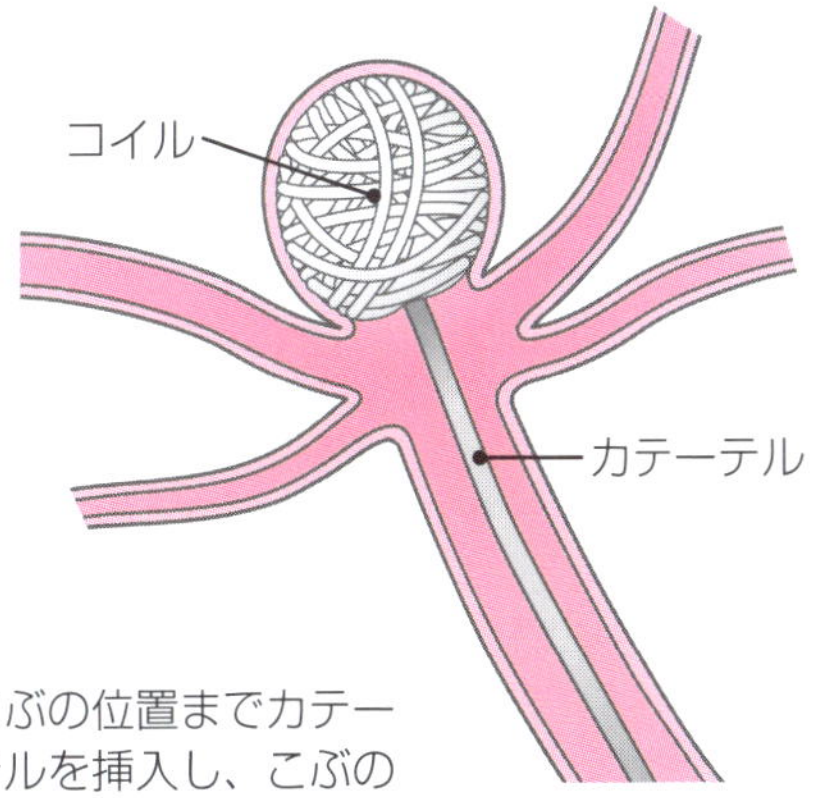

こぶの位置までカテーテルを挿入し、こぶのなかにコイルを詰める

気持ちの落ち込みやめまいは薬で和らげる

後遺症は体の症状だけではありません。落ち込みやイライラ、不眠などの精神的な症状が起こり、脳卒中の再発予防の治療を妨げることもあります。

薬で対処可能な後遺症

精神的・神経的な後遺症は退院後に多くみられます。なかには再発が潜んでいる場合もあるので、放っておかず主治医に相談してください。ほとんどは薬で対処できます。

落ち込み、うつ

気分の落ち込みや憂うつ感が強く、治療やリハビリをやめたがることも。抗うつ薬（SSRI、SNRI）、抗不安薬などで治療します。

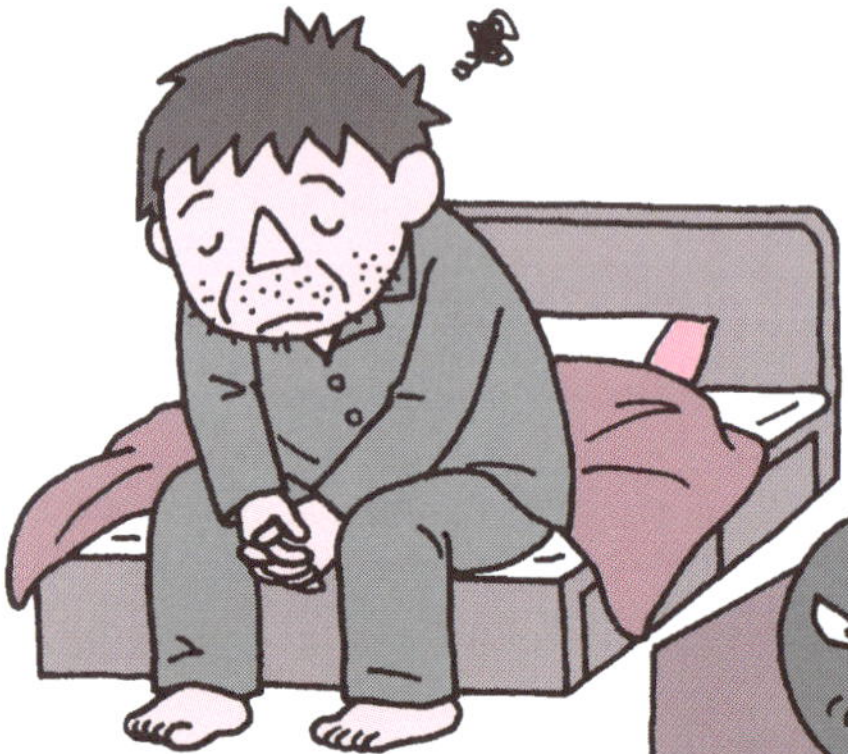

うつなどは、治療を妨げるので適切な治療が必要

イライラ

感情障害によるもの。怒りっぽくなるなど、感情のコントロールが難しくなります。リハビリや精神安定剤である程度改善します。

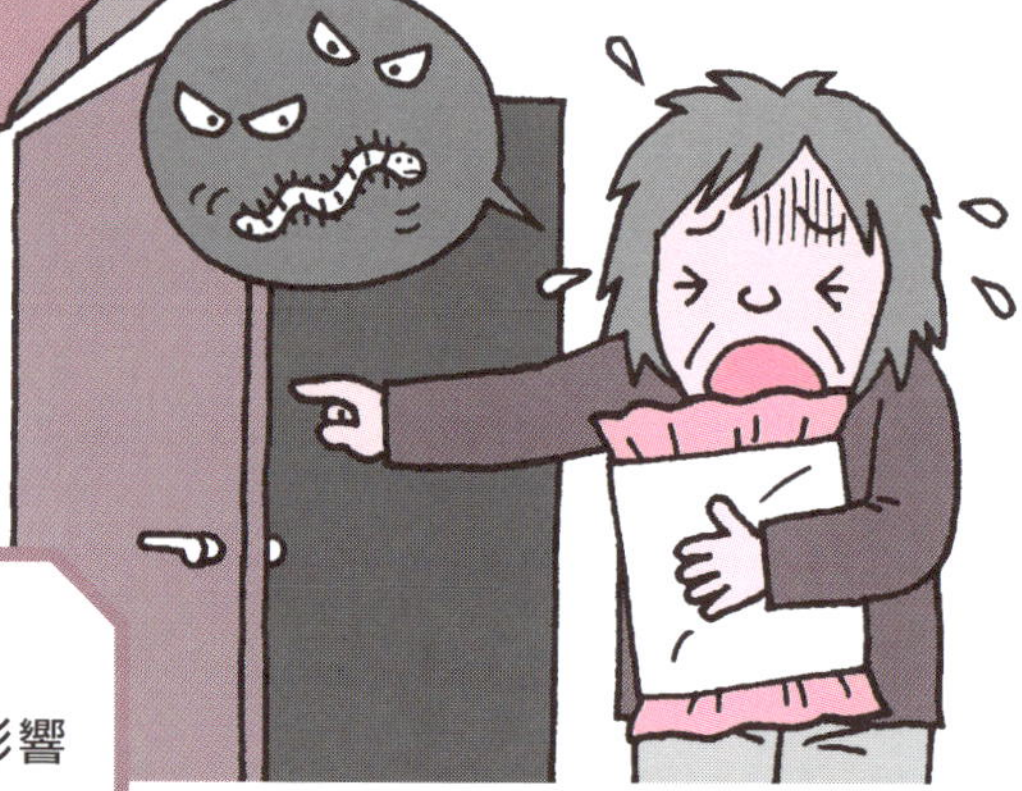

眠れない

落ち込みやうつの影響で、不眠が起こりやすくなります。生活リズムを見直し、必要なら睡眠薬を使います。睡眠時無呼吸症候群（→ P74）の場合はその治療をおこないます。

夜の興奮状態

夜間せん妄といいます。夜になると興奮してさわぎ、意味不明なことを口にするなど混乱することも。睡眠薬などで対処します。

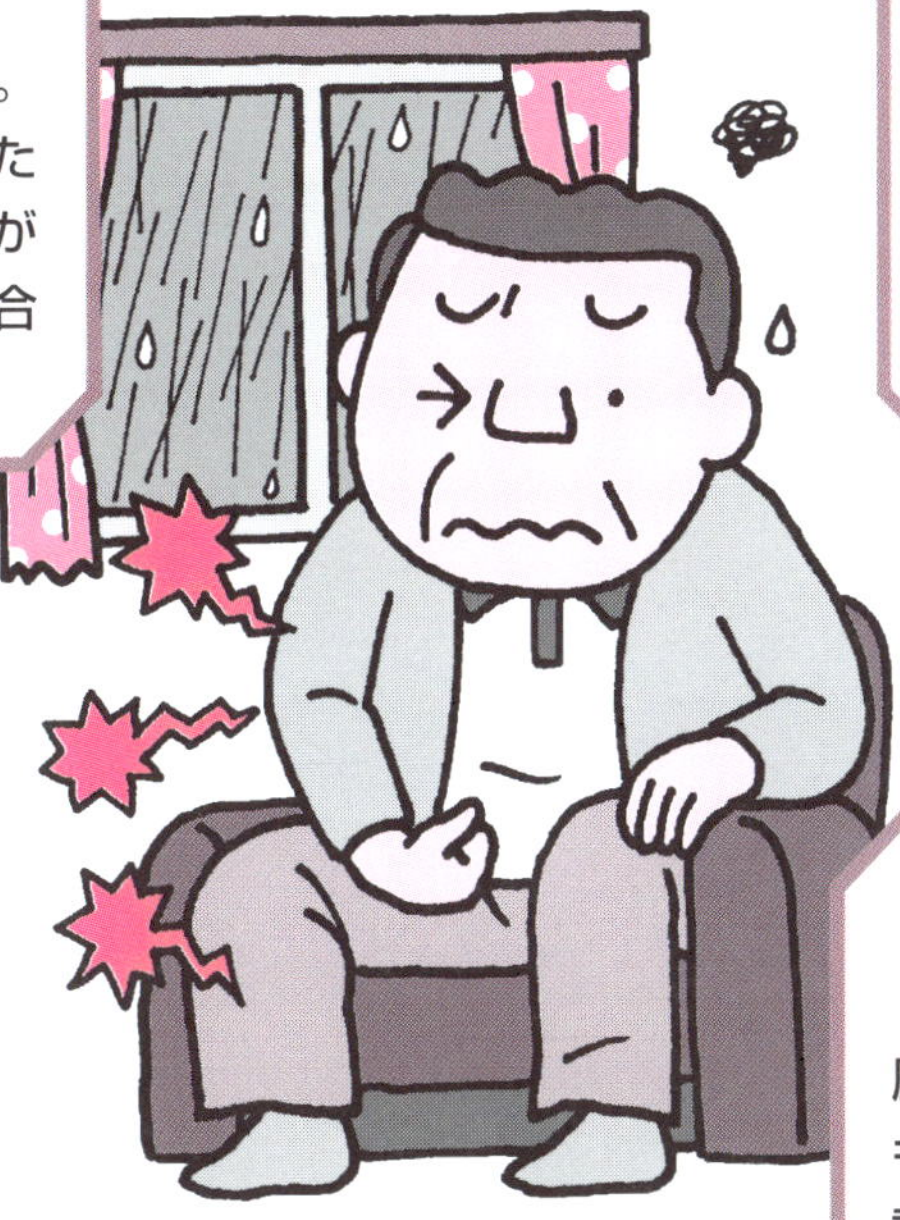

しびれ・痛み

疼痛性障害といいます。発症後、ある程度時間がたってから現れます。痛みが強く、ストレスになる場合は鎮痛薬を使います。

頭痛

脳への血流が悪くなっている影響で、頭痛や頭が重い感じなどが起こりやすい人もいます。脳循環・代謝改善薬などで対処します。

めまい・ふらつき

脳への血流が悪いほか、降圧薬の効きすぎや副作用なども考えられます。主治医に相談して対処法を検討してもらいましょう（→ P35）。

しびれやめまい、頭痛は、TIA（→ P19）の可能性もあるため、放置せずすぐ主治医に相談を

治療やリハビリの妨げになるなら主治医に相談を

脳卒中の後遺症は、マヒや言葉の障害だけではありません。精神的なもの、神経的な症状も多く、これらはときに治療やリハビリの妨げになります。

後遺症は発症直後にすぐ現れるとはかぎらず、しばらく時間がたってから現れたり、症状が変化したりすることもあります。変化が急激に現れた場合は、再発の兆候かもしれません。放置せず受診してください。

症状によっては、本人も家族もどう対処したらよいのかわからず、困惑することが少なくありません。薬やリハビリで症状を緩和できるものもあるので、主治医に相談しましょう。

少しずつ改善していく症状もある

脳卒中後は、視野の欠けや、頻尿、体温調節がうまくできないなど、ちょっとした異変に気づくこともあります。症状のなかには、徐々に改善するものもあります。主治医に相談しながら、リハビリを進めましょう。

後遺症を改善する薬②

認知症のような症状はてんかん発作のことも

脳卒中の後遺症で起こるてんかんやけいれんでは、認知症とまぎらわしい症状があります。まずは、症状をよく観察してみましょう。

認知症とてんかんの異なる点

脳卒中後に、てんかんが起こる人もいます。てんかんの発作症状は、認知症の症状と似ているものがありますが、現れ方に特徴があります。

脳卒中後に多いてんかん発作症状

一般的な発作症状と違い、多くはけいれんを伴わない意識障害や失語、マヒなどです。発作後のもうろう状態が数日続くこともあります。記憶障害は、数秒～数分程度です。

認知症

脳卒中を繰り返すことで、段階的に悪化します。記憶障害は、何かをおこなった記憶が丸ごとなくなります。

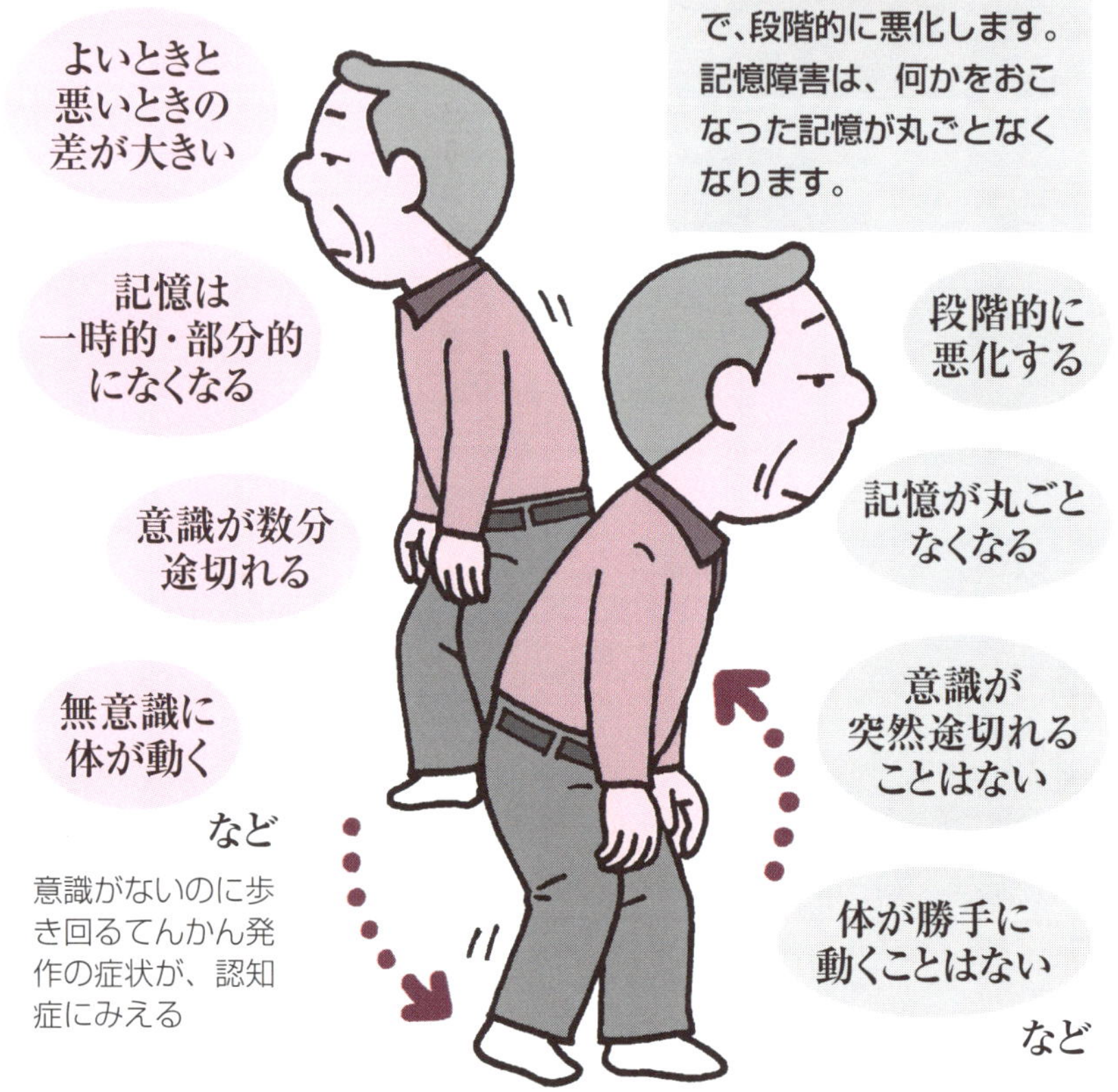

よいときと悪いときの差が大きい
記憶は一時的・部分的になくなる
意識が数分途切れる
無意識に体が動く
など
段階的に悪化する
記憶が丸ごとなくなる
意識が突然途切れることはない
体が勝手に動くことはない
など

意識がないのに歩き回るてんかん発作の症状が、認知症にみえる

言葉が思うように出てこない

めまいがする

意識を失う

意識があるのに体が勝手に動く

体にマヒやこわばり、けいれんが起こる

など

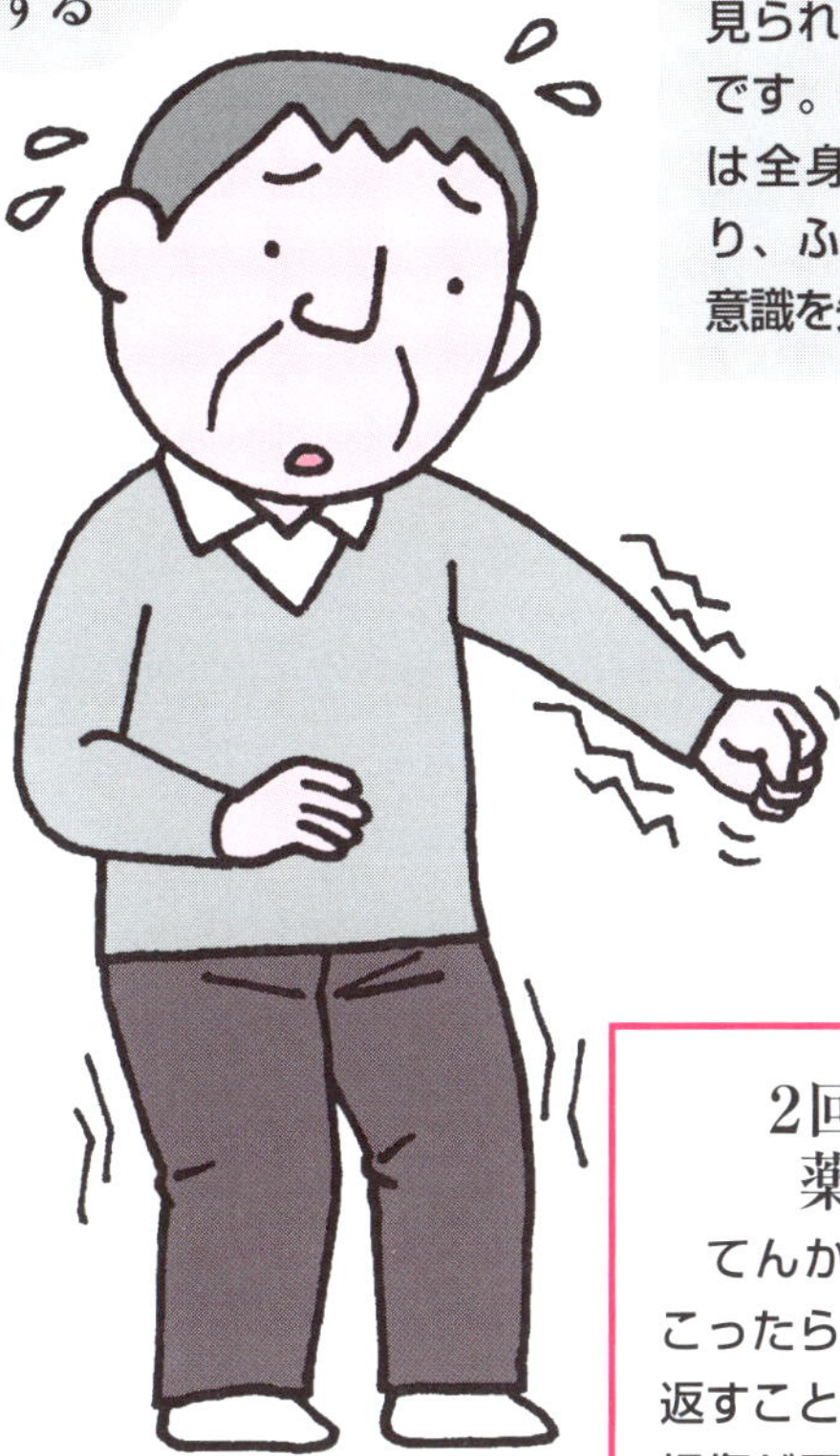

けいれんは脳卒中が再発したときの症状にも似ているため、驚く人も多い

一般的な発作症状

てんかんの発作時によく見られる症状が、けいれんです。体の一部から、または全身のけいれんが始まり、ふるえが大きくなって意識を失うこともあります。

脳出血とくも膜下出血で多く、脳梗塞で起こることも

脳卒中後のてんかんは、脳出血とくも膜下出血を起こした人に特に多いのですが、脳梗塞の人にも起こることがあります。つまり、脳卒中の患者さんならだれにでも起こり得るのです。

脳卒中後のてんかんの症状は、認知症の症状と似ているものがあります。脳卒中のタイプによっては認知症のリスクが高くなるものもあり、症状だけではどちらなのか判断がつきません。

てんかんや認知症のような症状が現れたときは、すぐに受診して検査を受けましょう。脳波検査と問診で鑑別が可能です。てんかんなら薬で対処できますし、認知症でも早期治療により進行を遅らせることができます。

2回繰り返したら薬で治療する

てんかん発作が２回以上起こったら、その後も発作を繰り返すことが予想されます。脳の損傷が原因なので、発作を抑えるには抗てんかん薬による治療が有効です。

使われる主な薬

- ●ラモトリギン
- ●レベチラセタム　など

▼副作用

重い副作用は少ない。薬疹や発熱、リンパ節の腫れ、眠気やイライラが起こることも

そのほかの治療

頭痛や歩きにくさが現れる水頭症《すいとうしょう》を治すには

脳出血とくも膜下出血を起こした人は、水頭症を起こすことがあります。しばらくたってから起こることもありますが、治療で改善できます。

水頭症とは

水頭症は、脳脊髄液が増えすぎて脳が圧迫される病気です。脳出血とくも膜下出血を起こした人に多いのが特徴です。急性水頭症は脳出血の発症直後に、正常圧水頭症はくも膜下出血の慢性期に見られます。

水頭症

- **正常圧水頭症**　くも膜下出血後に多い
- **急性水頭症**　脳出血後に多い

慢性期に症状が出るのはくも膜下出血の人。徐々に認知症のような症状が起こって困惑することも

足の上がりにくさ、すり足がサイン

特徴的なのは、足が上がりにくくすり足で歩く、ふらついて転ぶという、歩行障害。尿失禁や、ぼんやりして物忘れが増えるなどの症状も起こります。

周りの人が気づくことが多いが、歩くのが遅くなったことで本人が気づくことも

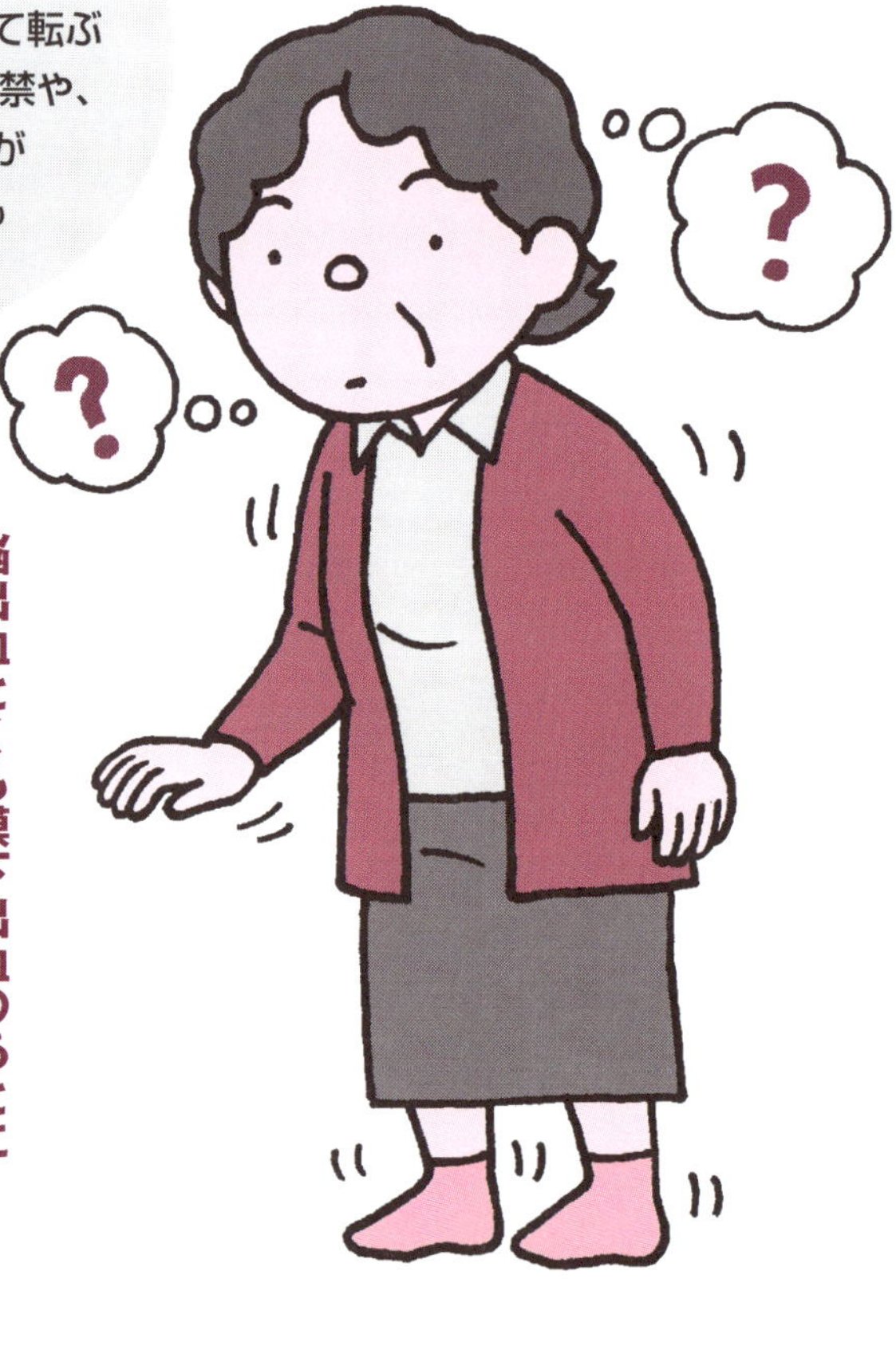

脳出血とくも膜下出血のあとに水頭症になる人もいる

脳と脊髄《せきずい》などの中枢神経《ちゅうすうしんけい》の周囲には、脳脊髄液が満たされています。正常な状態では脳脊髄液は循環し、排出されるので脳内で滞ることはありません。

水を抜く**シャント術**で治療する

脳脊髄液が溜まって脳を圧迫しているため、シャント術で排出させます。管を埋め込み、溜まった脳脊髄液をおなかに送り込んで吸収させ、症状を改善します。シャント術には2つの方法があり、どちらも1時間ほどの手術で済みます。

脳室から脳脊髄液が分泌される。脳出血やくも膜下出血で脳脊髄液の排出が妨げられて水頭症になる

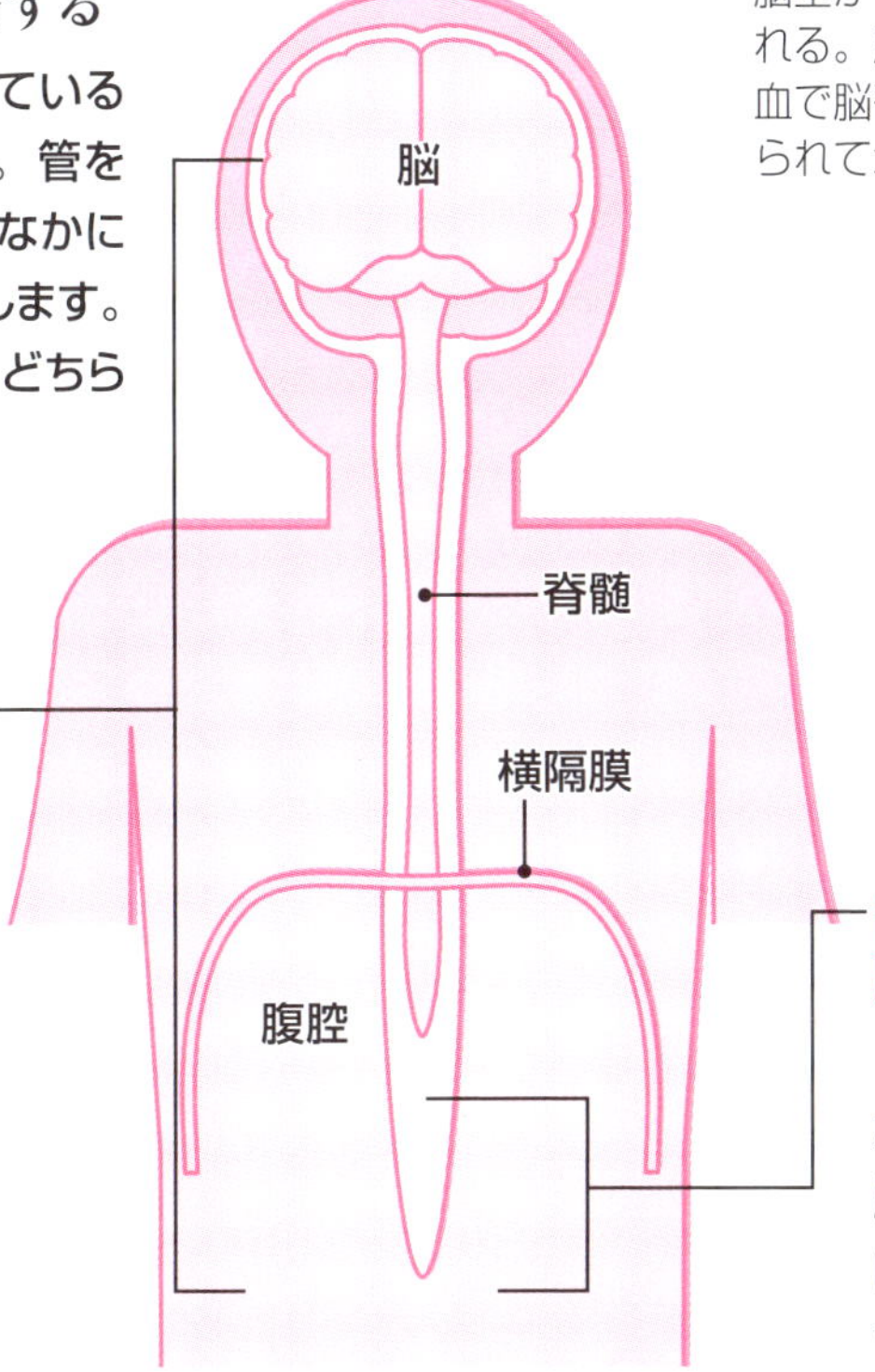

脳と腹腔をつなぐ

頭蓋骨に小さな穴を開け、脳室と腹腔をつなぐ管を埋め込む。脳脊髄液が過度に排出されないように調節できる器具を用いる。

脊髄腔と腹腔をつなぐ

脳と脊髄はつながっているため、腰の脊髄腔と腹腔に管を埋め込み、つなぐ方法もある。

しかし、脳卒中によるダメージで脳脊髄液の通り道がふさがれ、スムーズに排出されずに溜まった脳脊髄液が脳を圧迫することがあります。その影響で歩行障害や認知症のような症状が現れたりするのです。

これを「水頭症」といい、特に脳出血とくも膜下出血を起こした人に多く見られます。滞った脳脊髄液を排出させる治療で改善できるので、症状が出たらすぐに受診してください。

管を入れたまま日常生活に戻れる

脳脊髄液は分泌され続けるため、管はそのまま入れっぱなしにします。管が入った状態でも特に生活への制限はありません。

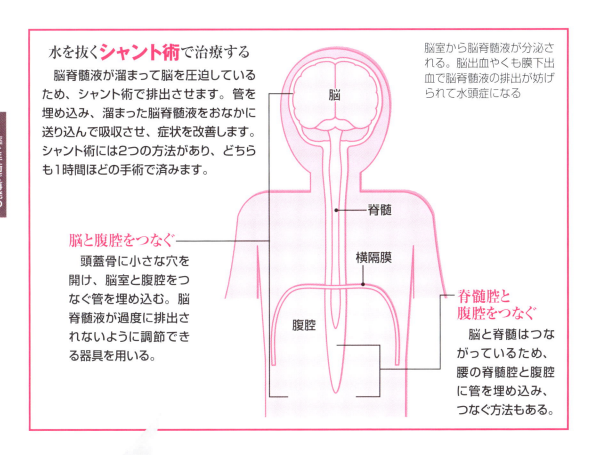

COLUMN

脳卒中と認知症に共通点があるとわかってきた

アルツハイマー型認知症は「3型糖尿病」と呼ばれる

脳卒中を起こした人は、血管性認知症（→P26）のリスクが高いことはよく知られていますが、さらに最近の研究でアルツハイマー型認知症をあわせもつ「混合型」のリスクも高くなることがわかりました。これに深くかかわっているのが、糖尿病です。

アルツハイマー型認知症では、脳の神経細胞がインスリンの不足や効きにくさ（インスリン抵抗性）によってブドウ糖を利用できず、認知機能の低下を引き起こしています。これは、血中のブドウ糖がインスリン不足で正常に利用できない糖尿病と同じ状態です。このことから、アルツハイマー型認知症を「3型糖尿病」や「脳の糖尿病」などと呼ぶこともあります。

糖尿病は脳卒中の重大な危険因子なのですが、それだけではなく、認知症にも関与しているのです。

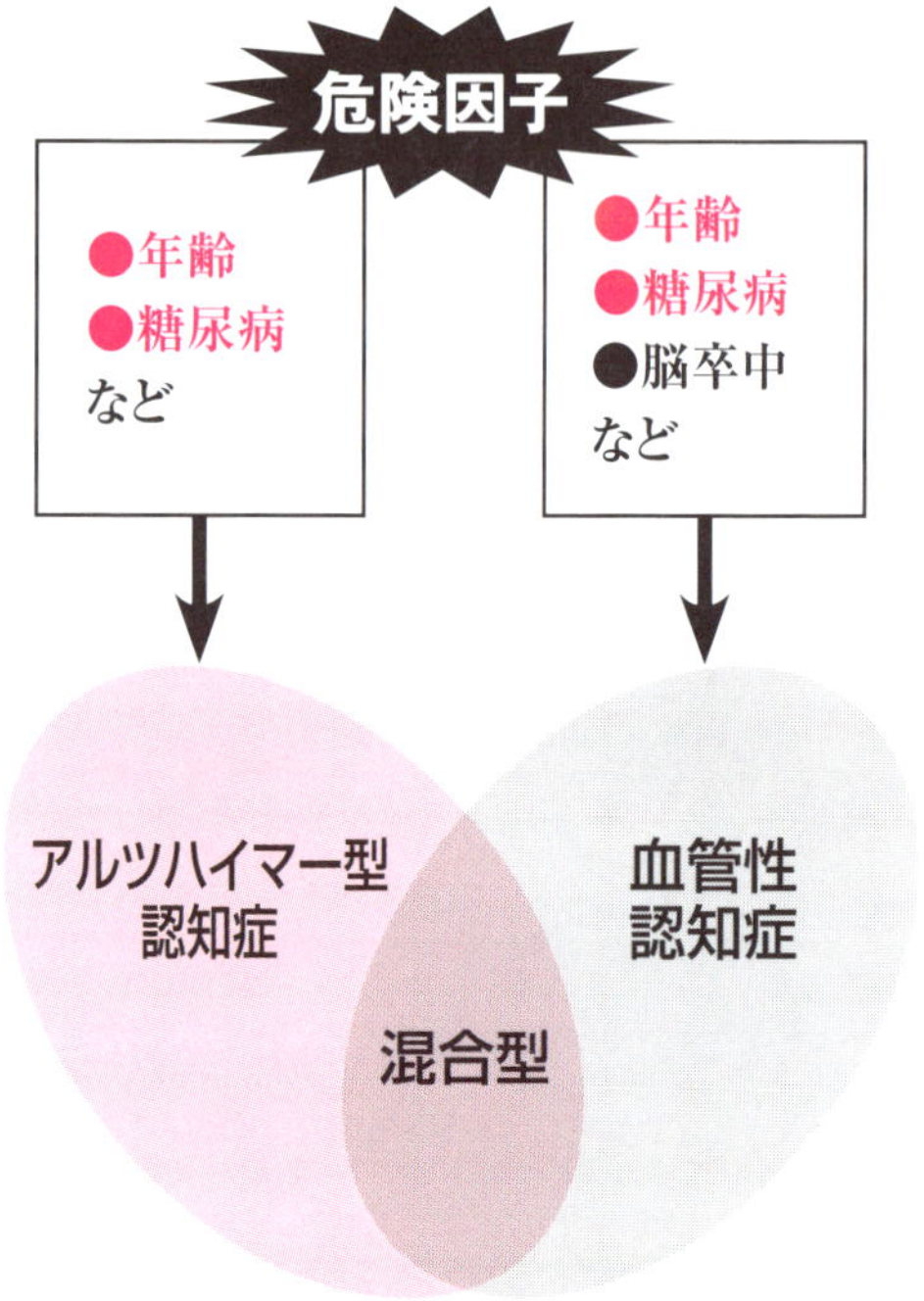
危険因子
●年齢
●糖尿病
など
●年齢
●糖尿病
●脳卒中
など
アルツハイマー型認知症
血管性認知症
混合型

血管性認知症とアルツハイマー型認知症は、「まったく別の病気」ではない。起こりやすい危険因子に共通点が多い

第3章
「○○すぎ」の生活習慣を見直す

薬を使っているからといって、安心してはいけません。
脳卒中の根本的な原因は、生活習慣の乱れです。
発症前も取り組んでいたかもしれませんが、
これからはいっそう真剣に努力を積み重ねる必要があります。

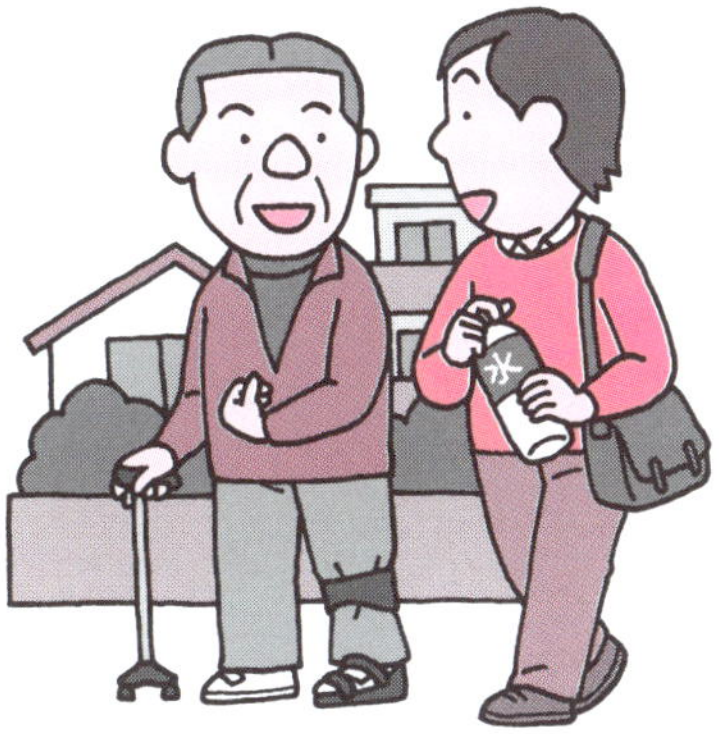

生活習慣に潜む要因

すべての脳卒中の根本に生活習慣の乱れがある

脳卒中の危険因子は高血圧や糖尿病などですが、そもそも根本にあるのは生活習慣の乱れ。再発予防には生活習慣を改善するしかありません。

生活習慣の改善は意欲をもって取り組む

生活習慣の改善は、頭ではわかっていても、その必要性を実感し、強い動機がなければなかなか続きません。問題点を見直し、目標をはっきりさせましょう。

地道だが、どの脳卒中でも必要不可欠

脳卒中を起こした人は、生活習慣に根本的な原因があったことを認め、改めなければいずれ再発するということを自覚しなければなりません。

「○○すぎ」を見直す

食べすぎ・飲みすぎ、動かなさすぎ、働きすぎ、喫煙といった生活習慣を改めます。「○○すぎ」の生活が続くと、肥満や生活習慣病につながり、脳卒中を再発させます。

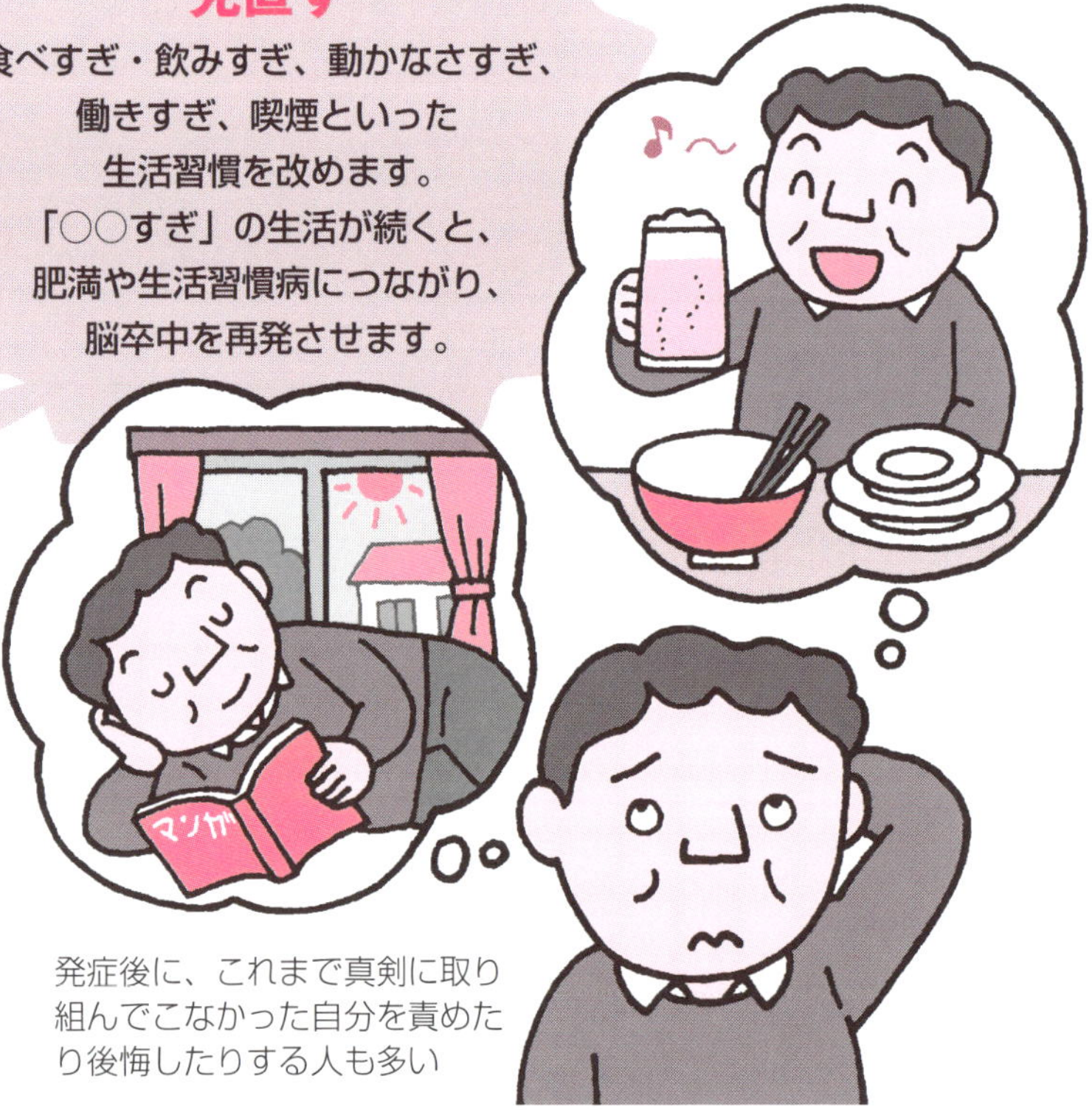

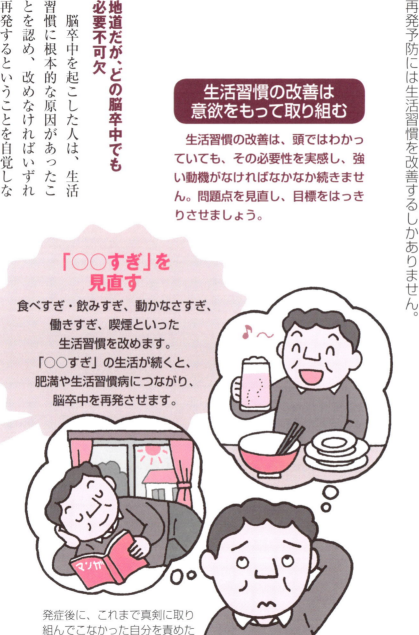

発症後に、これまで真剣に取り組んでこなかった自分を責めたり後悔したりする人も多い

高血圧などの診断をされていなくても、高めの血圧や高血糖、高コレステロールは重大な危険因子です。くも膜下出血の原因となる脳動脈瘤も、心原性脳塞栓症の原因である心房細動も、その根本には生活習慣の乱れが影響しています。

これまでにも医師や看護師から生活習慣を改善するように言われた人もいるでしょう。こればかりは、地道に努力するしか方法はないのです。

再発阻止・機能を維持

この先再発をせず、体の機能を維持しながら長生きすることが最終的な目標です。人生を豊かにするためにも、楽しみながら目標達成を繰り返しましょう。

近い目標を立てて、少しずつ改善する

まずは、数日程度で実現できそうな目標を立てます。例えば、近所の公園まで歩く、といった身近な目標です。できたということが自信になり、次もがんばろうという気持ちになります。

遠めの目標を立てて、やる気をアップ

例えば、旅行に行く、仕事に復帰するなど、自分が絶対に達成したいこと、やり遂げたいことを目標にするとよいでしょう。気持ちが強いほどモチベーションを維持できます。

近い目標は、遠めの目標に近づけるような、具体的な目標がよい。楽しみながら目標をクリアしよう

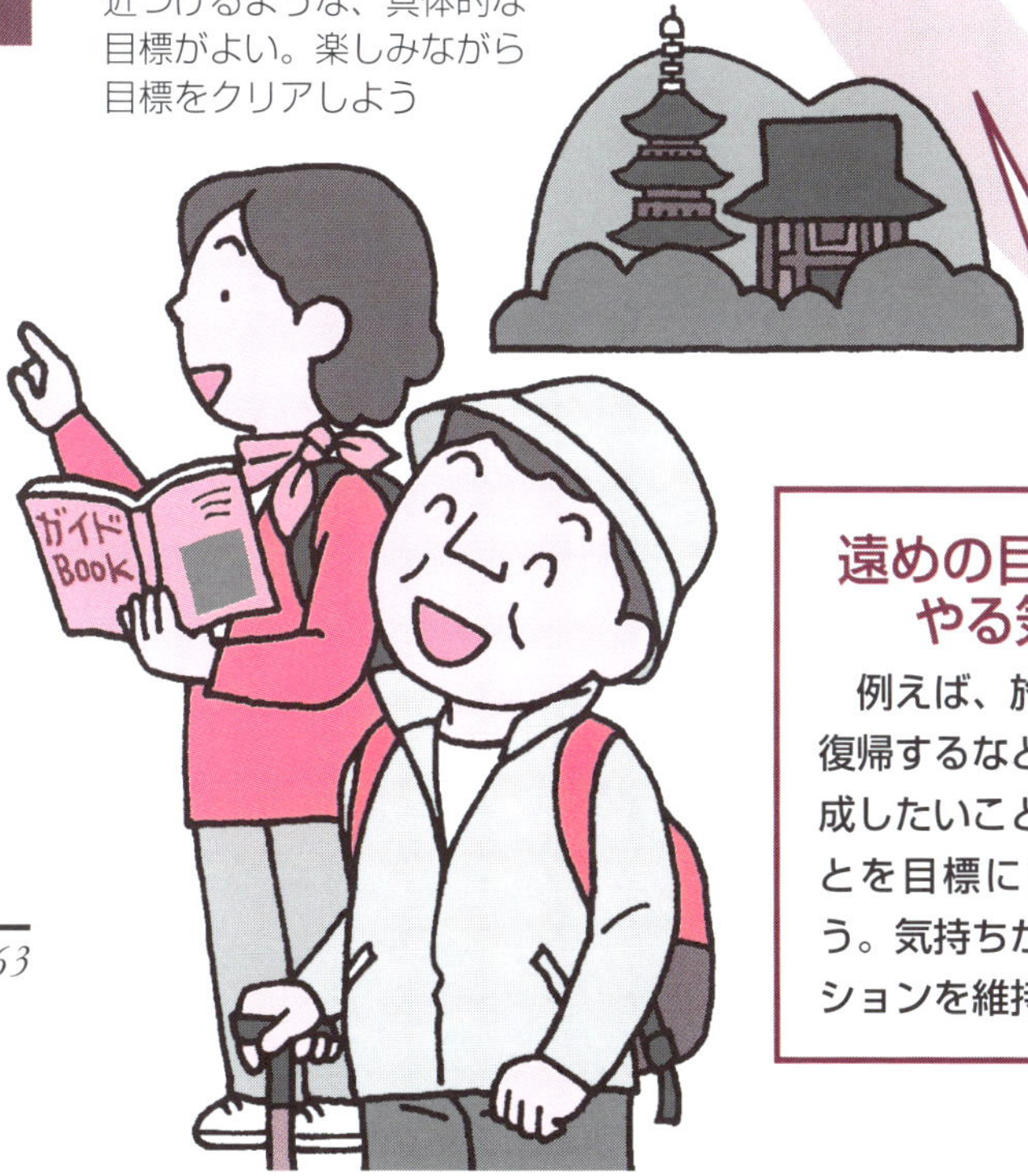

重すぎ・高すぎを見直す

発症前より しっかり体重と血圧を改善する

脳卒中を起こした人は、以前から肥満や高血圧の改善に取り組んでいたはず。今後は、より厳しく取り組まなければなりません。

体重の目安

肥満がある人は、標準体重に近づけるようにダイエットします。体重を減らすだけで血圧などが改善する人もいます。

まずは
BMI 25未満

▼BMIの計算方法
体重(kg)÷身長(m)÷身長(m)
例)身長165cm、体重70kgの場合
70÷1.65÷1.65=25.7116……≒25.7

BMI(体格指数、ボディ・マス・インデックス)を参考にします。BMI25以上は肥満とされるため、まずは25未満を目指します。

1ヵ月に 2kgずつ減らす
急激に減らすとリバウンドしやすいため、1ヵ月あたり2kgずつ、1週間なら500gずつ減らすのが理想です。

できれば
BMI 22へ

BMIが22になる体重を標準体重といい、最も病気になりにくいとされます。例えば身長が165cmの人の標準体重は、22×1.65×1.65で約60kgです。

自己管理の目安になるのが体重と血圧

食事や運動などの自己管理には、日記のように記録をつけることが重要です。そのためにおすすめなのが、毎日、体重と血圧を測定することです。

体重と血圧は家庭用の測定器が普及しており、自分で手軽に測れます。体重と血圧は、生活習慣の改善がきちんとできているかを知る、重要な目安になります。

毎日決まった時間に測り、記録をつけると自分の状態を正確に把握できるうえ、受診時に医師に記録を見てもらうことで治療にも反映できます。

血圧の目安

家庭で測定する「家庭血圧」は、医療機関では見つけられない高血圧を発見できます。降圧薬の効果をみて調整するのにも、家庭血圧の数値が参考になります（→ P93）。

家庭で測定した血圧の目標は
135/85mmHg未満

家庭血圧は、医療機関で測る数値より低めになります。朝・夕に各2回測定し、すべて記録しましょう。記録は手帳などにまとめ、受診時に主治医に見せてください。

マヒのない側の腕で測定する

血圧は、マヒがない健側の腕で測ります。マヒのある腕で測ると、数値が低めに出やすく、圧迫によって血流が悪化するおそれもあるためです。

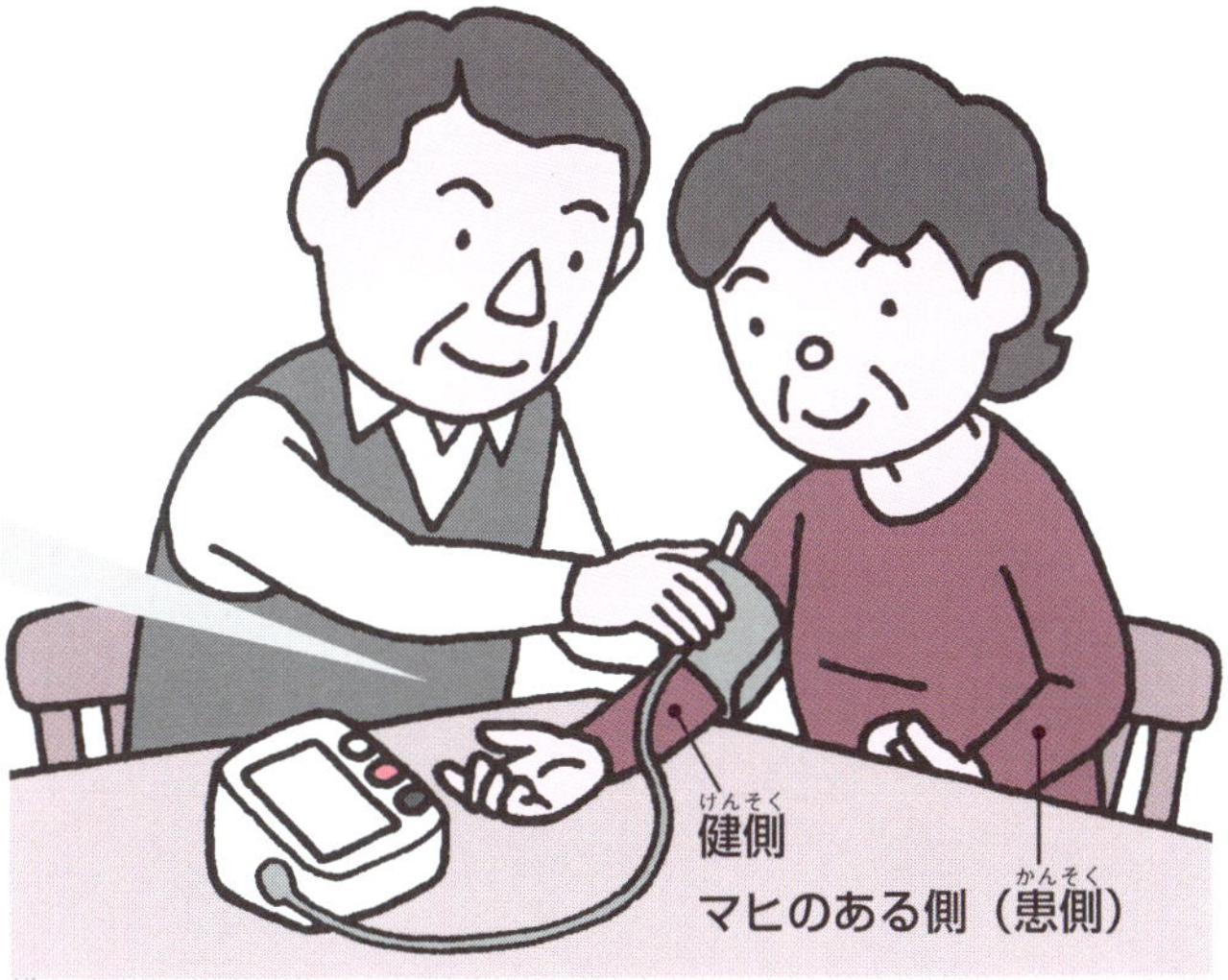

2回ずつ測り、平均値で判定する。できるだけ毎日、少なくとも受診前の1週間以上は測定する

血糖値や血中脂質も自分で測定できる

すでに糖尿病で、厳密な血糖管理が必要な人は、血糖自己測定器で自分の血糖値がわかります。そこまでではないものの血糖値が気になる場合には、「検体測定室」のある薬局でも測定ができます。

検体測定室では、自分で機器を使って指先などから微量の血液を採取します。測定器で分析してもらい、数分間で測定結果がわかります。血糖値だけでなくHbA1c（→P38）や血中脂質も測定でき、費用は一項目につき五〇〇～一〇〇〇円ほどです（全額自己負担）。

検体測定室のある薬局は、現在、全国で一五〇〇ヵ所以上です。積極的に利用し、自己管理に役立てましょう。

食べすぎを見直す

減塩・減量を確実に守って楽しく食べる

再発予防には食事療法による体調管理が必須です。ただ、脳卒中後は食事の困りごとが増え、管理が難しくなりがちです。

最低限守りたいのはこの2つ

脳卒中後の食生活では、減塩と減量だけは最低限守るようにします。減塩は高血圧の改善、減量は肥満の解消や予防のためです。

減塩

高血圧の人は減塩が必須。食塩摂取量が多いほど脳卒中の死亡リスクが高まるというデータもあります[※1]。いきなり減らすと挫折しやすいので、まず一日の塩分を7～8g以下にし、さらに徐々に6g以下に減らします。

減量

後遺症の影響で以前より活動量が減り、太りやすくなります。腹八分目を心がけ、糖質[※2]と脂質を減らしましょう。できれば肉より魚、野菜類を積極的にとるとベストです[※3]。

※1 Stroke 35:1543-1547, 2004
※2 高山スタディ、Metabolism. 2010 Nov;59(11):1574-82
※3 日本動脈硬化学会『動脈硬化性疾患予防ガイドライン2017年版』2017年

食事を作る人が脳卒中になると複雑な調理がしにくい

食事にかかわる後遺症には、飲み込みにくさのほかに、満腹感の自覚しにくさ、味覚の変化などもあります。基本的な注意点は退院前に、看護師などから指導があります。

退院後は再発予防のために、減塩なども自分で考える必要があります。ただ、発症前に調理をしていた人が脳卒中になると、後遺症で調理がままならないことも。今は宅配食や、市販の塩分・糖質・脂質を控えた食品、嚥《えん》下《げ》困難《こんなん》がある人向けの食品も豊富です。通院時に看護師に相談するのも手です。

食事を楽しもう

脳卒中後はのみ込みにくさ（嚥下困難）や味覚の変化など、後遺症によって食事のスタイルが変わります。食べる楽しみがなくならないように、工夫してみましょう。

マヒのある人は

食器や器具の工夫で補う

入院時にも使った専用の食器（自助具）を使うと、食べやすくなります。調理をする場合は、片手が使えない人のための調理器具もあります。リハビリ時に相談し、練習しましょう。

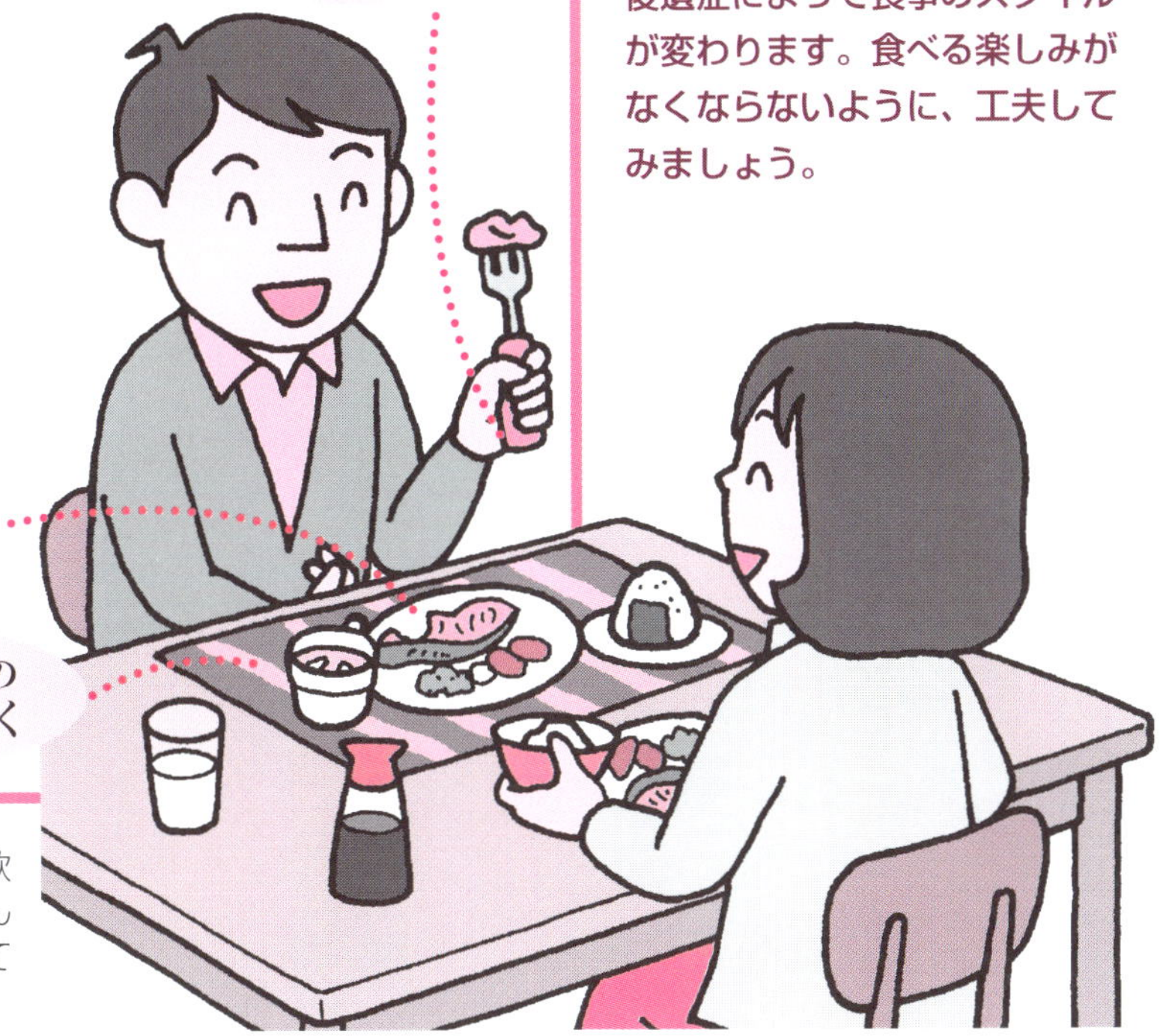

柄の太いカトラリーを使う
傾斜のついた器を使う
滑り止めのマットを敷く

会話をするときは、きちんと飲み込んでから。家族は飲み込んだのを確認してから話しかけて

嚥下困難のある人は

原因別に対策を

のみ込みにくさは舌や唇、のどの動きが悪いために起こります。入院中に検査してもらい、アドバイスを受けましょう。

●姿勢　前のめりやうつ向きだと、むせやすくなります。背すじを伸ばしあごを引いて、飲み込むことに集中します。

●食品　片栗粉や長いもなどを活用してとろみをつけます。適温にし、ひと口をティースプーン程度にします。

家族は退院時の指導どおりに

退院前の指導をもとに、食事のメニューや配膳の注意を守ります。最初は宅配食や市販の食品を利用すると、理想の味つけやメニューの参考になります。

安静にしすぎを見直す

家事や外出にもできるだけ積極的に挑戦する

脳卒中後は以前と同じように動けなくなることもあり、家の中ですごしてしまいがちです。しかし、安静にしすぎるのは禁物です。

体は動かしたほうが動きやすくなる

発症後は体力や筋力が衰え、マヒや意欲の低下などで、引きこもりになるおそれがあります。リハビリや受診以外では、ほとんど出かけない人も。

再発予防のためには、運動が重要です。生活習慣病の管理だけでなく、精神的ストレスや認知症の予防になることもわかっています※。

まずは家の中でできるだけ動くようにし、外出にも少しずつ挑戦しましょう。最初は思うように動かなくても、動かすうちに体の使い方や動かし方がわかってきます。

運動を楽しむには

再発予防には適度な運動が必要です。ウォーキングなどの有酸素運動は減量にも効果的です。体の状態に合わせて、近所の散歩程度から始め、少しずつ距離を伸ばしましょう。

家の中を歩く

外を歩くのが不安なら、家の廊下やテーブルまわりなどで、ゆっくりと歩く練習を。転ばないように注意し、できる範囲でおこないましょう。

↓

時間や目的を決めて外出する

近所のスーパーや公園までなど、行く場所と目的を決めるとよいでしょう。昼食後に出かけるというように習慣づけるのもおすすめ。

水分補給を忘れずに

体が脱水状態になると再発のリスクが高まります。出かけるときは飲み物を用意し、のどがかわいたと感じる前に飲みましょう。

※日本動脈硬化学会『動脈硬化性疾患予防ガイドライン2017年版』、2017年

手足の動かしづらさを改善する

　マヒがあると、運動がしたくても難しい場合もあります。運動障害の症状の１つが「痙縮《けいしゅく》」です。長い間放っておくと筋肉や関節が固まる「拘縮《こうしゅく》」になるので、早めに治療します。

筋肉のつっぱりを防ぐ

痙縮は、筋肉が緊張して、手足が自然とつっぱったり曲がったりする症状です。リハビリと治療を組み合わせて改善します。

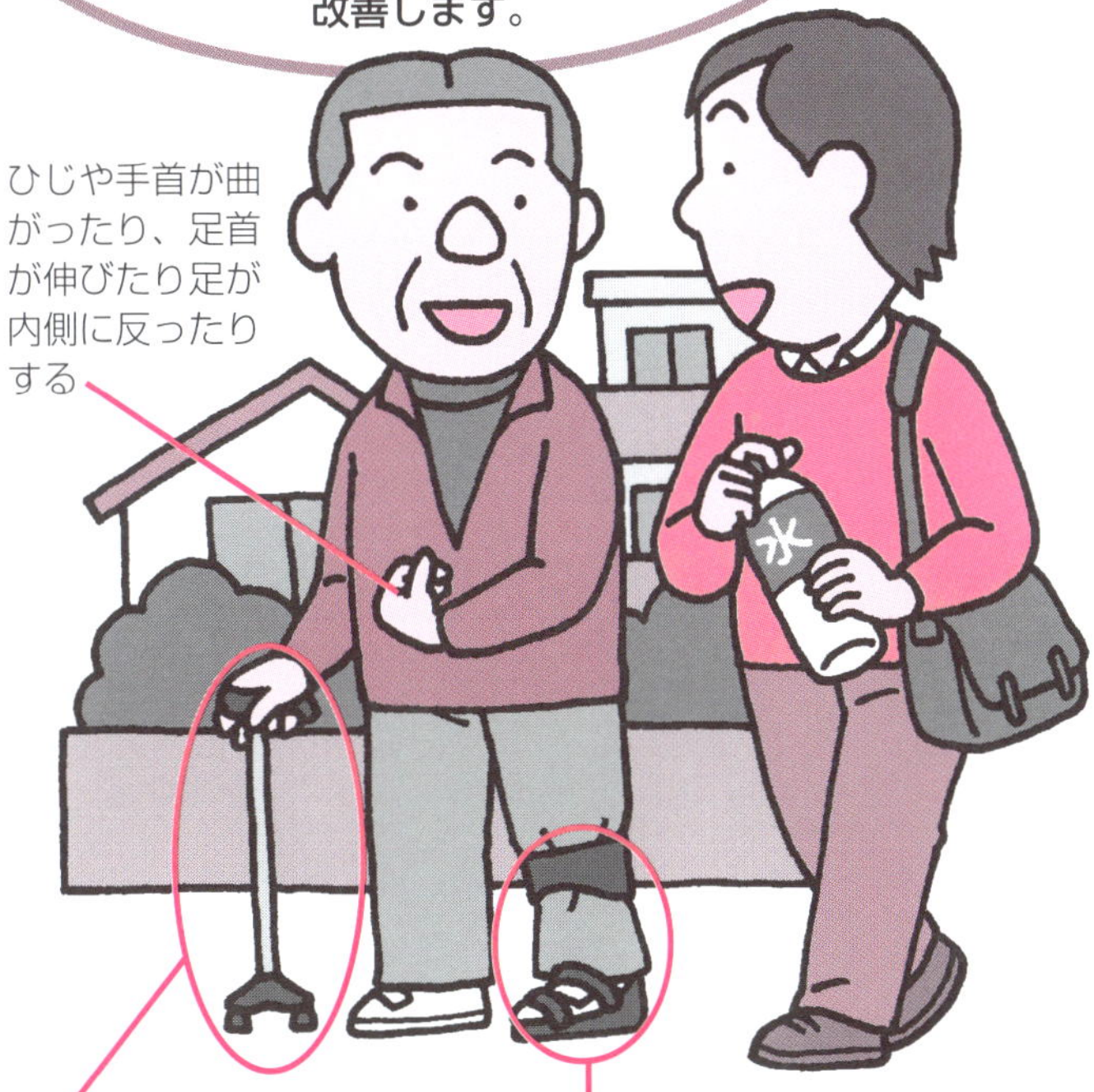
ひじや手首が曲がったり、足首が伸びたり足が内側に反ったりする
水

主な治療法

●のみ薬（チザニジンなど）
●神経ブロック療法
●ボツリヌス療法

　筋肉をゆるめるのみ薬が使われます。神経ブロック療法やボツリヌス療法は、神経に薬を注射し、神経の働きを抑えて筋肉の緊張を和らげます。関節を矯正する手術もあります。

主なリハビリ

●動かす･伸ばす訓練

　可動域を増やす訓練やストレッチをおこない、拘縮を防ぎます。歩行障害には歩行訓練もおこないます。ストレッチなど自宅でもできる訓練は、毎日続けましょう。

●杖

　購入時は、主治医に相談して杖や装具を処方してもらいます。杖は長さやタイプなど、自分に合ったものを選びます。マヒのない手で持ち、マヒ側の足を補助します。

●装具

　足関節の痙縮を矯正する装具もあります。主に「短下肢装具」が使われ、マヒした足を固定したりして、歩きやすくします。購入後も足の状態に合わせて調整してもらえます。

（このページは、日本脳卒中学会　脳卒中ガイドライン委員会編『脳卒中治療ガイドライン2021』協和企画、2021年をもとに作成）

喫煙・飲みすぎを見直す

禁煙の効果は絶大。飲酒は適量OK

お酒は適量なら飲んでもよいので、医師の指示に従いましょう。たばこは百害あって一利なし。禁煙を。

節酒ができるならお酒も飲める

大量飲酒は脳卒中のリスクを高めるため、基本的に飲みすぎは厳禁です。適量を守れる人は飲んでも大丈夫です。

脳出血・くも膜下出血の人は

出血するタイプの脳卒中は、飲酒量が増えるほど再発リスクが高くなります。飲む場合は適量にとどめておきましょう。

脳梗塞の人は

脳梗塞は、少量の飲酒なら再発リスクがわずかに下がることがわかっています。医師の指示を守れるなら、適量の飲酒はOKです。

▼アルコールの適量の目安

ビール	500ml 缶１本
日本酒	１合（15%、180ml）
焼酎	100ml（25 度）
ワイン	200ml（グラス２杯弱）
ウイスキー	ダブル１杯（60ml）

（厚生労働省「健康日本 21」をもとに作成）

純アルコール換算で１日平均 20g 程度が適量

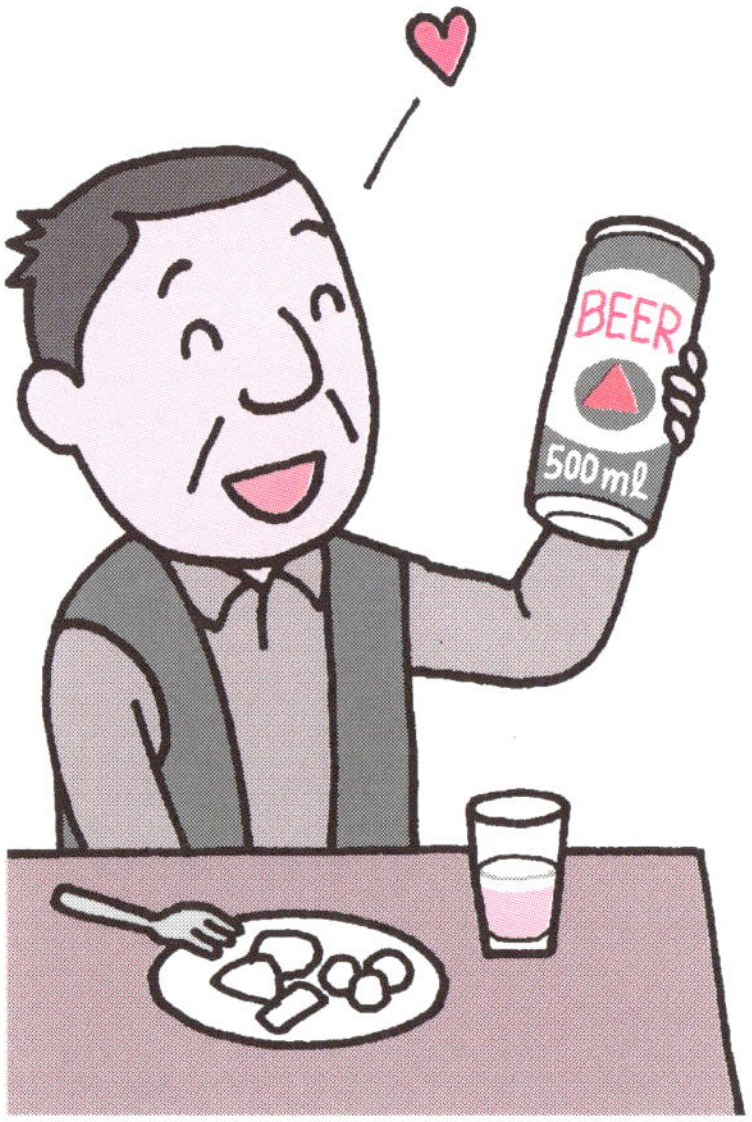

飲む前に「今日はこれだけ」と、量を決めておく。小さいコップを使えば、ゆっくりと飲める

喫煙していると危険性は二〜三・五倍にもなる

禁煙すべき第一の理由は、喫煙者はたばこを吸わない人と比べて二〜三・五倍も脳卒中になる危険が高いからです。

たばこに含まれるニコチンや一酸化炭素は、血管を収縮させて血圧を上昇させせます。ＬＤＬ

5年を目標に禁煙計画を

入院中は禁煙ですが、退院したとたんに再び吸い始める人がいます。できれば退院後も、そのまま禁煙するべきです。禁煙５年で非喫煙者並みに再発リスクが下がります。

禁煙開始

モチベーションを高める

本人の再発予防だけでなく、煙（副流煙）による家族の脳卒中のリスクも下がります。たばこ代も節約できます。禁煙のメリットを考えましょう。

2〜3日

イライラや吸いたくなる気持ちは２〜３日がピーク。気を紛らわせたりしてガマンを

3週間

つらい時期はだいたい３週間まで。ニコチンが体内から抜けて、徐々に楽になっていく

禁煙外来を利用するのも一手

一人では禁煙が難しいときは、主治医に相談して、禁煙外来へ。ニコチンパッチなどを健康保険適用で処方してもらえるので、費用面でも経済的です。

たばこは、脳卒中だけでなくがんや心臓病も起こしやすくする。禁煙は健康な人生に欠かせない

5年

５年間禁煙できれば、再発のリスクはたばこを吸わない人と同じくらいになる。その後も禁煙を続けよう

ずっと続ける

▼費用の比較※

禁煙外来のプログラムは８〜13週間。禁煙外来の受診費用と、８〜13週間分のたばこ代を比較すると、受診費用のほうが安い

禁煙外来の受診費用	…………13,000 〜 19,000 円
たばこ代（1 日 10 本の場合）	…………14,000 〜 21,000 円

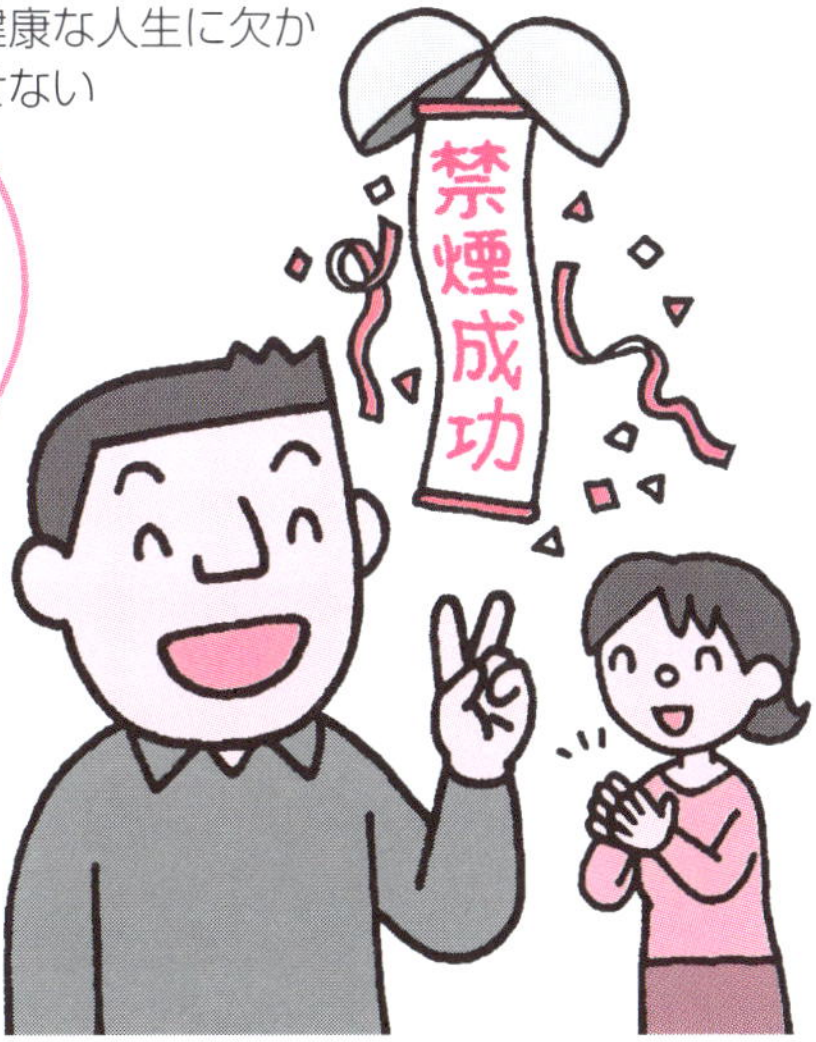

コレステロールが増えて動脈硬化が進みますし、血糖値が下がりにくくなることもわかっています。

たばこの副流煙《ふくりゅうえん》によって家族や周囲の人の脳卒中のリスクを高めてしまいます。こうした複数の理由からも禁煙するのがベストです。

※たばこは、１箱 500 円と仮定（2019 年現在）。禁煙外来の受診費用は、日本循環器学会、日本肺癌学会、日本癌学会、日本呼吸器学会『禁煙治療のための標準手順書第６版 2014』、2014 年を元にした概算で、３割負担の場合。

働きすぎを見直す

意識的に休んでストレスと疲労を解消する

安静にしすぎてもいけませんが、逆にがんばりすぎるのもよくありません。脳卒中後は体も脳も疲れやすいため、休息も重要です。

疲れをため込まない

あせってリハビリや治療をがんばりすぎると、疲れをため込むことになります。後遺症の影響で、自分では疲れを自覚しにくいこともあります。意識して休みましょう。

がんばりすぎる人も多い

活動的な仕事人間、負けず嫌いな傾向を、「タイプA行動パターン」と分類することがあります。脳卒中を起こす人にも、このタイプが多いという調査があります※。ストレスをためやすく、がんばりすぎてしまうのです。

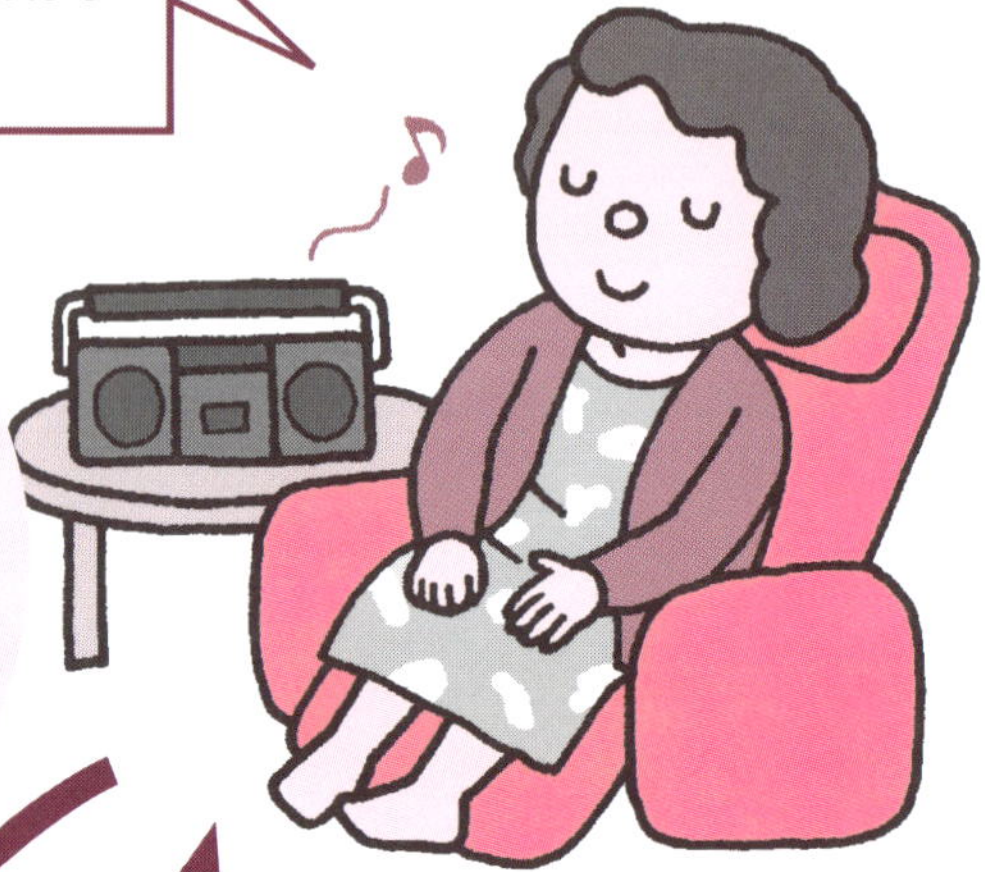

上手に休む

リハビリや運動などのあとは、自分の好きなリラックスできることをします。「外出したあとは必ず10分休む」などと決めるのもよいでしょう。

上手に手を抜く

家事などが思うようにできずストレスになるときは、適度に手を抜く方法を考えてみては。家電製品や便利グッズなど使えるものはどんどん利用しましょう。

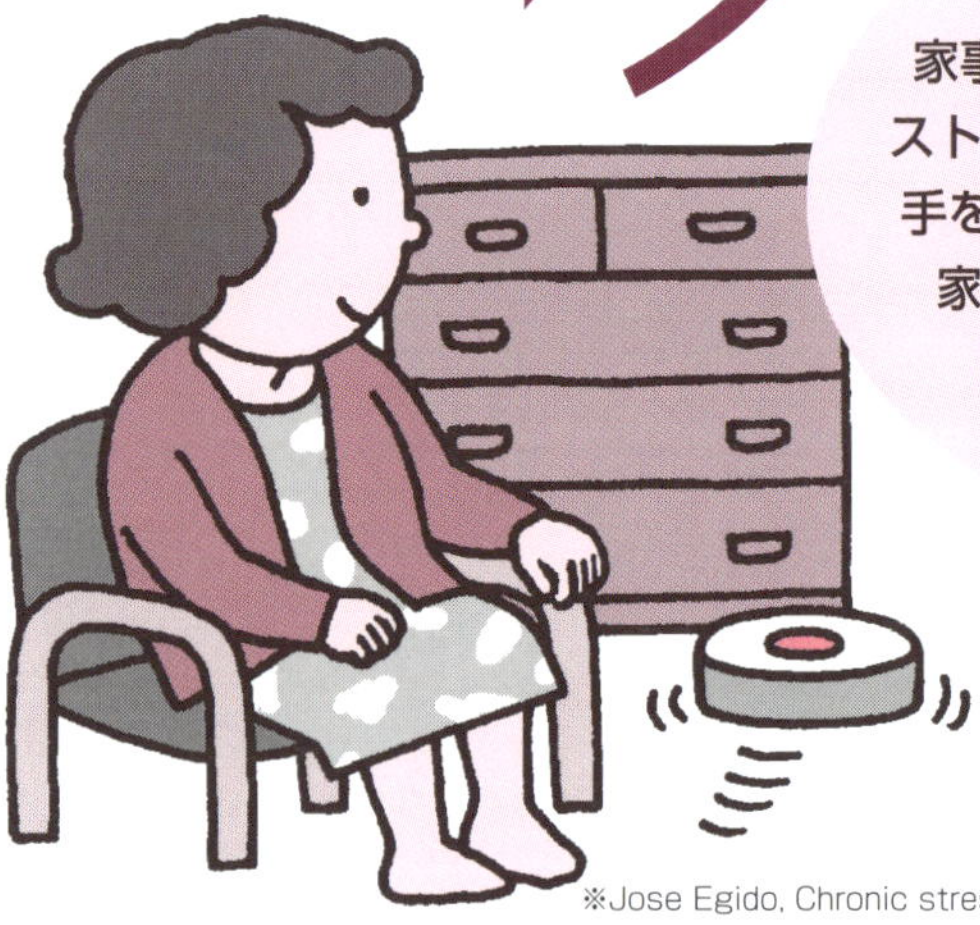

疲れやストレスがたまると、電池が切れたようにぐったりしてしまう。適度に休み、がんばりすぎないように

※Jose Egido, Chronic stress linked to high risk of stroke, BMJ 2012

ストレスや疲れは血管の老化を進める

適度なストレスや緊張は、やりがいになりますが、度を越せば心身に悪影響を及ぼします。特に高血圧の人にはNGです。血圧の急変動を招き、血管の動脈硬化を進ませて脳卒中の再発リスクを高めます。

もともと生真面目で働きすぎる人は、リハビリでも無理をしがち。少しでも早く元の生活に戻ろうとして、がんばりすぎる傾向があります。再発を防ぐためには、適度に休むことも必要です。

ヒートショックによる再発を防ぐ

リラックスするための入浴が、再発のリスクになることも。「ヒートショック」といい、急激な温度変化によって体がダメージを受けるのです。特に冬の入浴時に多いですが、夏も屋外から室内に入るときに起こります。

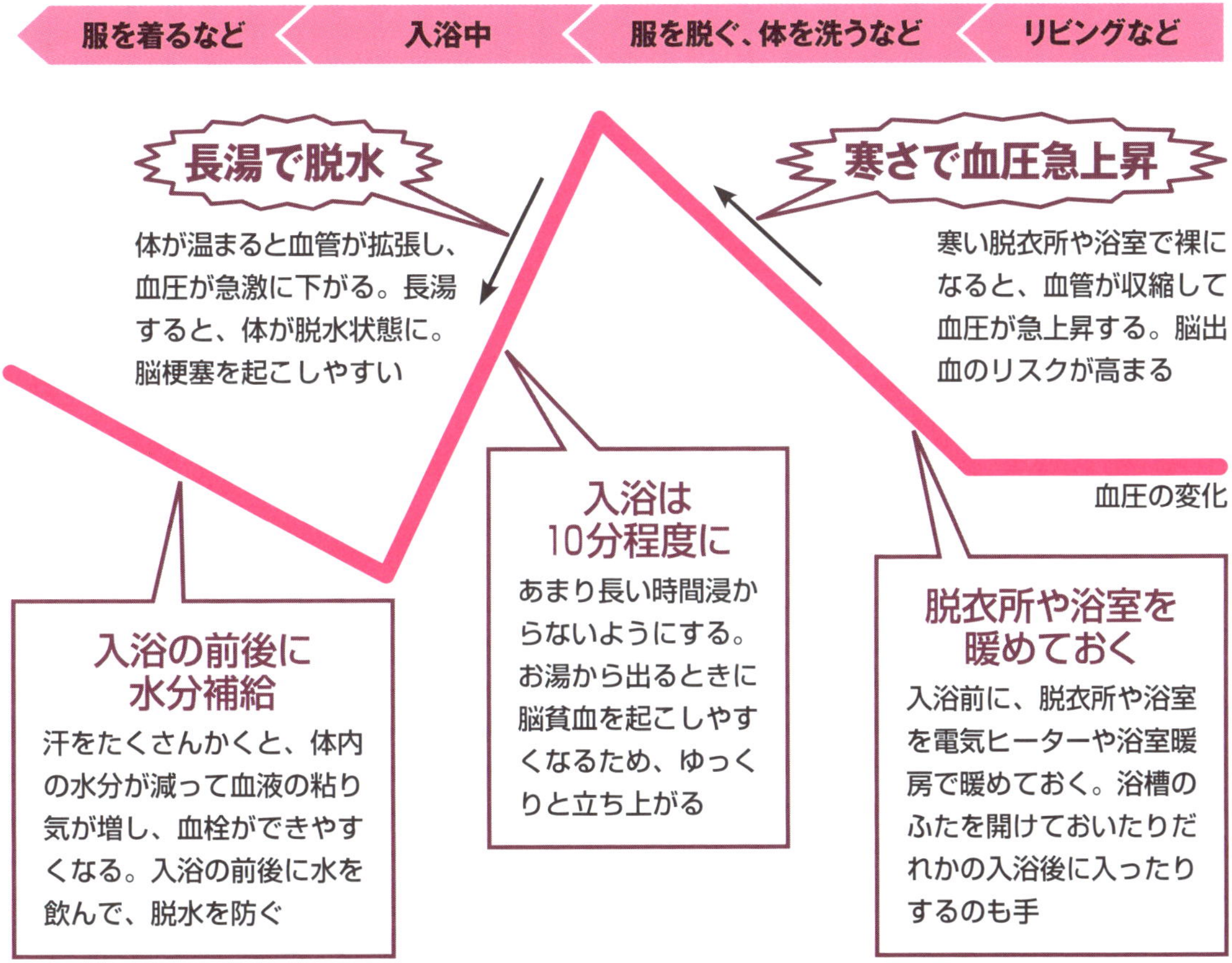

リビングなど
服を脱ぐ、体を洗うなど
入浴中
服を着るなど
寒さで血圧急上昇
寒い脱衣所や浴室で裸になると、血管が収縮して血圧が急上昇する。脳出血のリスクが高まる
長湯で脱水
体が温まると血管が拡張し、血圧が急激に下がる。長湯すると、体が脱水状態に。脳梗塞を起こしやすい
血圧の変化
脱衣所や浴室を暖めておく
入浴前に、脱衣所や浴室を電気ヒーターや浴室暖房で暖めておく。浴槽のふたを開けておいたりだれかの入浴後に入ったりするのも手
入浴は10分程度に
あまり長い時間浸からないようにする。お湯から出るときに脳貧血を起こしやすくなるため、ゆっくりと立ち上がる
入浴の前後に水分補給
汗をたくさんかくと、体内の水分が減って血液の粘り気が増し、血栓ができやすくなる。入浴の前後に水を飲んで、脱水を防ぐ

ほかの注意点①

朝の高血圧や日中の眠気は別の病気を疑う

夜眠れない場合や、昼間に猛烈な眠気があるという場合、夜間の睡眠を妨げる病気が潜んでいる可能性があります。

日中の眠気の原因は夜の睡眠にあり

夜きちんと眠っているはずなのに、昼間に猛烈な眠気におそわれる場合は睡眠時無呼吸症候群が疑われます。肥満や飲酒などが原因ですが、脳卒中後の人にも多く起こります。

夜眠れない人は**不眠**を疑う

脳卒中後は体内時計がずれやすく、昼夜逆転の生活になることがよくあります。安静にしすぎたりすると夜眠れなくなります。

日中を活動的に

日中は散歩やリハビリなどで適度に体を動かしましょう。昼寝はできるだけ控えるか15分程度にし、16時以降は寝ないようにします。

改善しなかったら薬を使うことも

（→P54）

よく眠ることは再発予防のためにも重要

脳卒中後は、夜間の睡眠不足や昼間の強い眠気を感じる人がしばしば見られます。

その原因として多いのが「睡眠時無呼吸症候群」です。大きないびきが特徴で、睡眠中に何度も呼吸が止まり、このため脳が覚醒《かくせい》して睡眠が妨げられます。脳卒中の危険因子の一つともいわれます。

もう一つ要注意なのが「早朝高血圧」で、やはり再発リスクを高めます。早朝高血圧には睡眠時無呼吸症候群が潜むものもあり、きちんと検査し、治療することが重要です。

さらに日中に強い眠気がある人は**睡眠時無呼吸症候群**かも

寝ているあいだに気道が狭くなったり、ふさがったりして一時的に呼吸が止まる病気で、大きないびきがサインです。夜の睡眠が浅くなるため、日中に強い眠気が起こります。

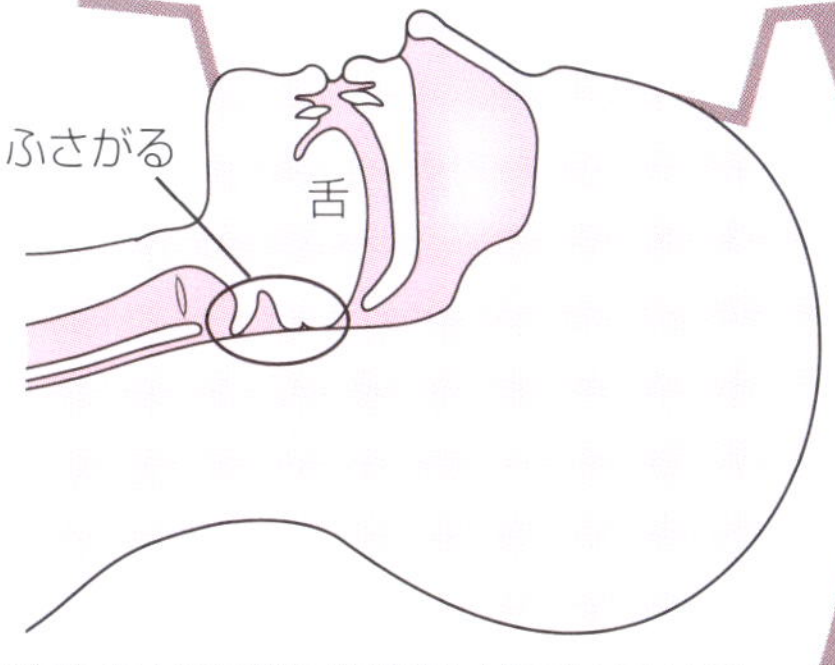

首やのどの周りに脂肪がついている人、舌が大きい人などに起こりやすい

肥満を改善し、寝酒をやめる

肥満の人は、やせると気道の圧迫がとれて改善しやすくなります。お酒を飲むと筋肉がゆるんで気道がふさがるため、寝る前の飲酒はやめましょう。

朝の血圧が高い人は**早朝高血圧**

通常、起床直後は血圧が低く、徐々に上がります。朝から血圧が高い状態は「早朝高血圧」で、夜より15mmHg以上高い場合は治療が必要です(→ P36)。

朝はゆったり

目が覚めても急に起き上がらないようにします。朝は時間に余裕をもって、ゆっくりと身支度をします。運動は食後にしてください。

トイレで血圧を上げないようにする

朝、排尿すると血圧が下がります。トイレが寒いと急激な血圧変動を起こすので、冬はトイレにも暖房を。便秘でいきむと血圧が上がるので、便通を整えましょう。

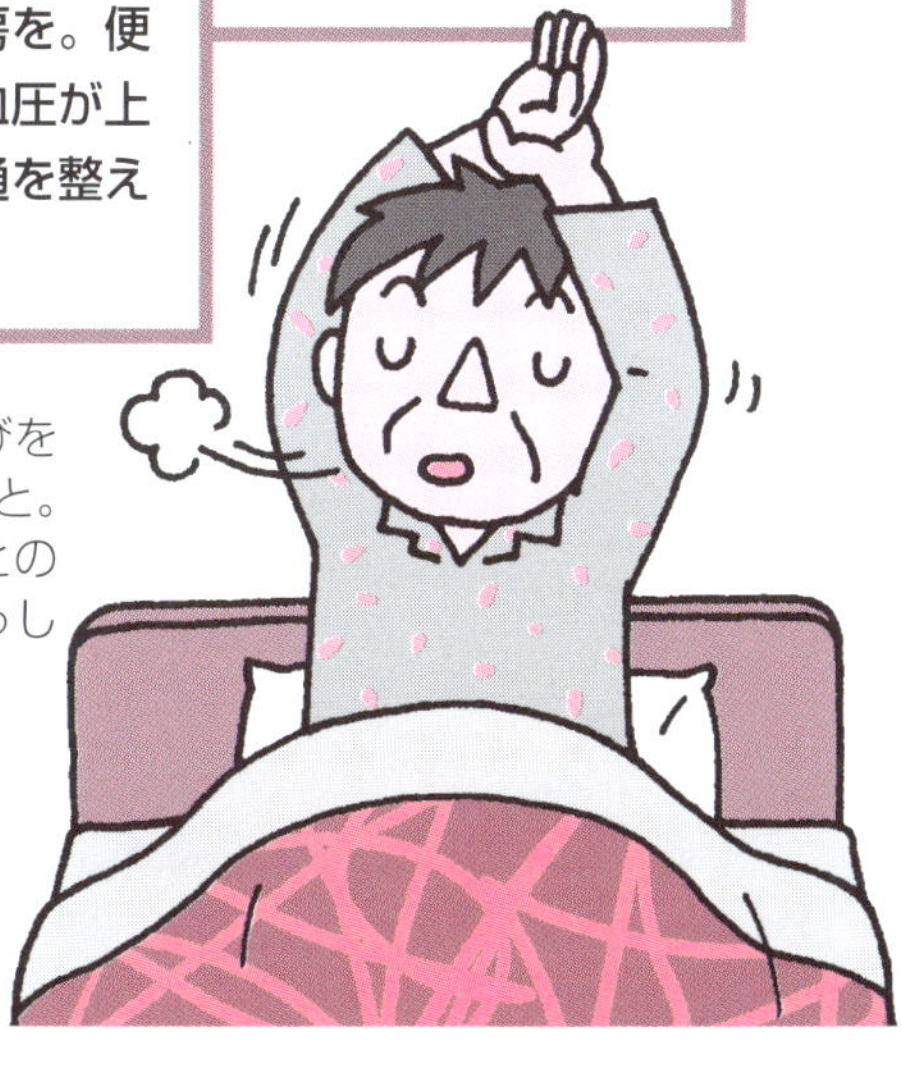

起きるときは、伸びをしてからゆっくりと。マヒのある人はマヒのある腕を持ち、いっしょに伸ばして

ほかの注意点②

感染症は再発の危険を高めるので予防が肝心

インフルエンザなどの感染症にかかると重症化しやすく、入院や死亡のリスクが高くなるうえ、脳卒中の再発のリスクも増します。

予防の柱は2つ

感染症を予防するには、日常生活で手洗いやうがいを実践します。予防接種も済ませておきましょう。周りの人は風邪などにかかったら、咳エチケットを守ってください。

手洗い・うがい

外出後だけでなく、できるだけこまめに手洗い・うがいをします。手でむやみに鼻や口を触らないことも、感染を防ぐポイント。冬の外出時にはマスクをつけましょう。

＋

予防接種（ワクチン）

インフルエンザの予防接種は自費ですが、流行前に受けておくと安心です。肺炎球菌ワクチンも受けられ、65歳以上の人には自治体で費用を補助しているところもあります。

周囲の人は

咳エチケット

咳などの症状があるときは、できるだけマスクをつけます。咳やくしゃみをするときは、口と鼻をティッシュやハンカチで覆います。

脳卒中の再発予防のためにもワクチンが有効

脳卒中後は、感染症予防が重要です。誤嚥《ごえん》や免疫力の低下で感染症にかかりやすく、重症化して肺炎になりやすいのです。

感染症で脳卒中が再発するおそれも高まります。感染すると免疫の働きの影響で、血栓ができやすくなることがわかっています。発熱や下痢で脱水が起こると血液がドロドロになり、血栓の原因になります。

感染症の発症と重症化を防ぐには、ワクチンが有効です。インフルエンザや肺炎球菌《はいえんきゅうきん》などのワクチンを積極的に接種しておきましょう。

第4章

退院後の生活を豊かにする

退院後は、暮らしていた自宅に戻り、社会復帰をしていきます。
日常生活を立て直し、治療も続けていかなければいけません。
介護保険などの公的支援を利用できる人もいます。
ストレスをためず、自立した生活を目指しましょう。

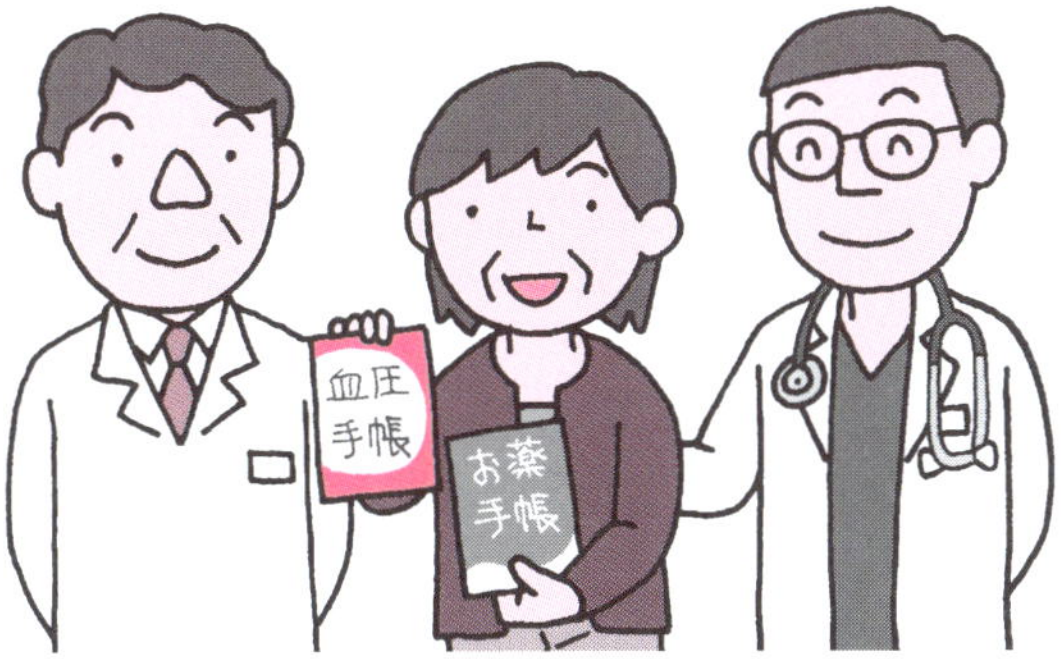

我が家に戻ったら

一人でできること、介助が必要なことを整理

退院のめどがついたら、自宅での生活に備えます。退院前に外泊をしてみると、自宅生活での問題点を整理しやすくなります。

これからの生活

退院前に患者さん本人が自分でできること、難しそうなことを大きく4つに整理します。本人や家族の事情もふまえて、細かく話し合いましょう。一人暮らしで支援が必要な人は、介護保険（→ P90）を利用し、ケアマネに相談を。自宅に戻る前だけでなく、退院後も定期的に見直してください。

退院前のチェック点

退院にあたり病院のスタッフから、患者さんの食事、着替えや整容、入浴、排泄などの注意点が伝えられます。この情報を関係者で共有しましょう。

できる

本人が一人でできる

食事、洗顔、着替え、トイレ、歯磨き、薬の服用、リハビリの自主トレーニングなど。退院直後はできることが少なくても、徐々に増えます。

だれかの介助があればできる

通院や買い物などの外出、簡単な調理、外食など。本人も介助する家族なども、慣れるまでは時間がかかることを心得ましょう。

家族や近所の人に頼む

ゴミ出し、複雑な調理、掃除、車の運転など。退院後しばらくはできなくても、状態によってはいずれできるものもあります。

専門家に頼む

朝晩の着替え、入浴など、必要でも素人には介助が難しいものもあります。介護保険（→P90）を利用するなどして、ヘルパーに頼むと安心です。

できない

患者さんもいっしょに家事を分担する。ふき掃除は筋トレにもなって一石二鳥

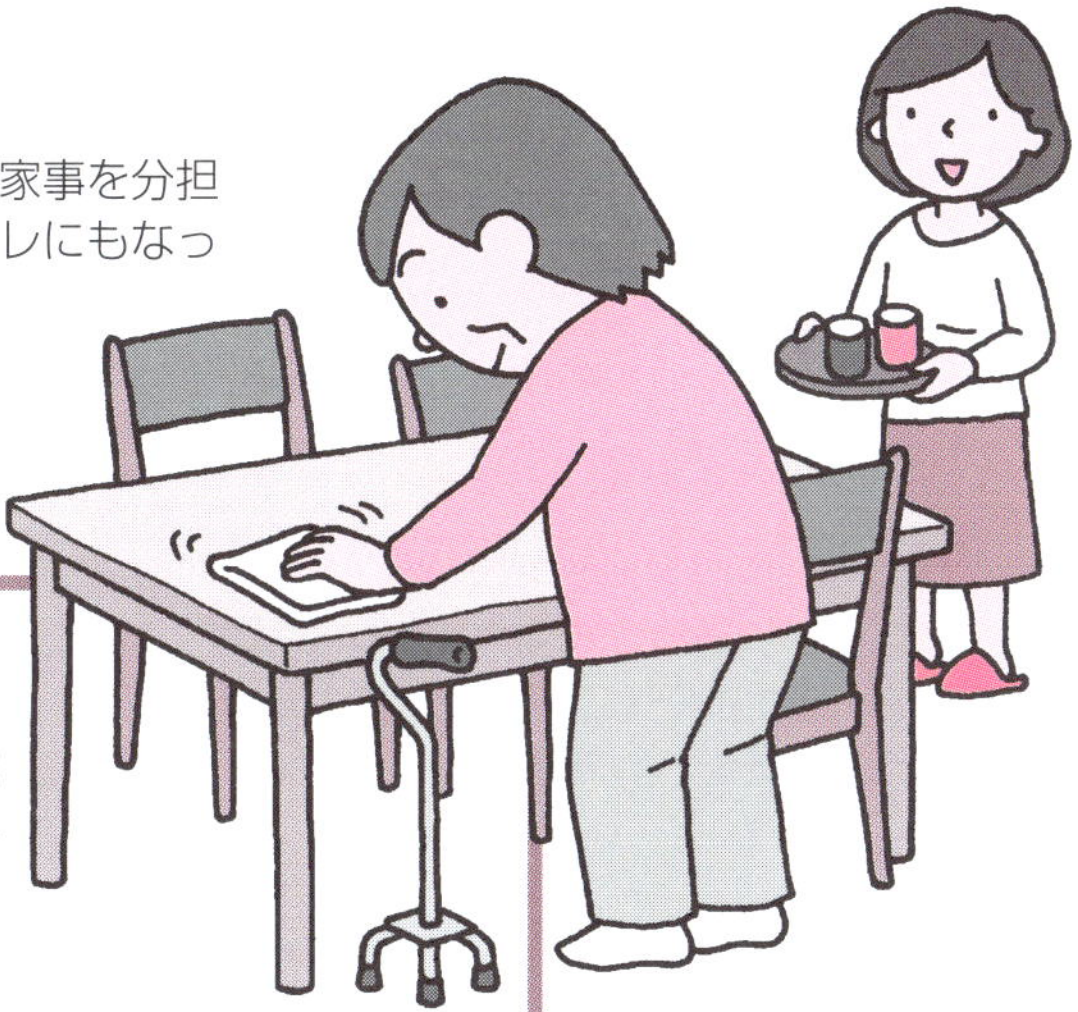

これからの心構え

個人差はありますが、発症前とは異なる生活になります。失ったものを取り戻すのではなく、できることを生かして増やします。自立して日常生活を送れるようになることが目標です。

本人は

●体の変化

病院ではできたのに自宅ではできない、ということはよくあります。リハビリスタッフと解決策を考え、安全にできるまで練習します。退院後は家事を担うのもおすすめです。

●心の変化

脳卒中後は疲れやすくなるので、意識的に休みます（→ P72）。言葉や感情などの後遺症がある人は（→ P81）、リハビリで培った話し方や道具の活用でコミュニケーションの練習をします。

家族は

●後遺症を理解する
●環境を整える
●家事を分担する

退院前に、患者さんの状態の説明や、必要な介助技術の指導があります。退院前の外泊で患者さんと暮らすときに困ることを知り、暮らしやすい環境を整えます。家族内で家事を分担することも重要です。

退院したら気持ちを切り替えよう

急性期病院やリハビリ病院を退院して自宅に戻ると、いよいよ新たな生活が始まります。自宅での生活は患者さんにとって安心でき、落ち着くものですが、予想外の問題や困りごとが現れるのも自宅に戻ってからです。

例えば、マヒなどの後遺症があると、以前と同じようには暮らせなくなり、つい発症前の自分と比べて、できないことにいらだったり、落ち込んだりします。家族も慣れない介助や思ったより時間がかかるなどで、困惑しがちです。

時間の経過に伴い、できることが増えたり、徐々に時間がかからなくなったりするものです。退院して家に戻ったら、まずは本人も家族も気持ちを一新することが第一です。発症前と比べず、今できることに目を向けましょう。

日常生活の過ごし方

友人や仲間とコミュニケーションをとろう

以前と同じようなつきあいができないからといって、これまでの交友関係を断つのはNG。話せる相手がいることは、ストレス解消にも重要です。

生活にリズムとメリハリを

発症後、友だちや知り合いと会うのを避け、ひきこもりがちになる人も多いですが、大きなストレスになります。外とのつながりをもち、メリハリのある生活を送りましょう。

デイケアや患者会に参加

家族以外の人ともコミュニケーションをとりましょう。同じような経験をもつ人との交流は互いに大きな励みになります。デイケアや地域の患者会などに参加するのも手です。自治体の福祉窓口でたずねましょう。

毎日

外出する

散歩や買い物、仕事など、少しでもよいので外に出かける習慣をつけます。職場復帰が近ければ、通勤のシミュレーションをしましょう。

毎週・毎月

リフレッシュする

コンサートや観劇など、好きなことや趣味を楽しむ時間をつくりましょう。ストレスの解消になります。

毎年

非日常を楽しむ

状態が安定してきたら、旅行や外食にチャレンジしてみては。親戚に会いに行ったり家に集まったりすると、よい刺激になります。

ユニバーサルツーリズムを利用してもよい

ユニバーサルツーリズムとは、年齢や障害に関係なく、だれでも参加できる旅行のこと。介護・看護スタッフが同行する旅の企画、観光地や宿泊先のバリアフリー情報の提供などをおこなう旅行会社もあります。旅行会社に相談してみましょう。

コミュニケーションのとり方が変わる人も

後遺症のなかには「高次脳機能障害」といって、理解力や記憶力など目に見えない能力が障害されるものもあります。リハビリである程度改善しますが、退院後も話し方や指示のしかたに工夫が必要です。

家族以外の人との交流で自立した生活に

脳卒中の発症後は、多くの場合、人生が大きく変わります。だからといって、家に一人でひきこもるのは避けなければなりません。本人も家族も、それぞれが自立した生活を送ることを目指します。

自立とは、家族の介助や支援を受けないことではなく、精神的なこと、生きがいや気持ちのハリをもつことです。そのためには、家族以外の友人や知人と積極的に交流することです。生活にリズムや張り合いが出て、気持ちも前向きになってくるでしょう。

高次脳機能障害

感情のコントロールやコミュニケーション、記憶や思考といった、運動機能などとは異なる機能の障害です。本人が気づきにくい症状もあり、周りの人の気づきも重要です。

▼症状の例

- 新しいことを覚えられない
- ちょっとしたことで気が散る
- 2つ以上のことを同時にできない
- 計画を立てて実行できない
- 以前より短気になった　など

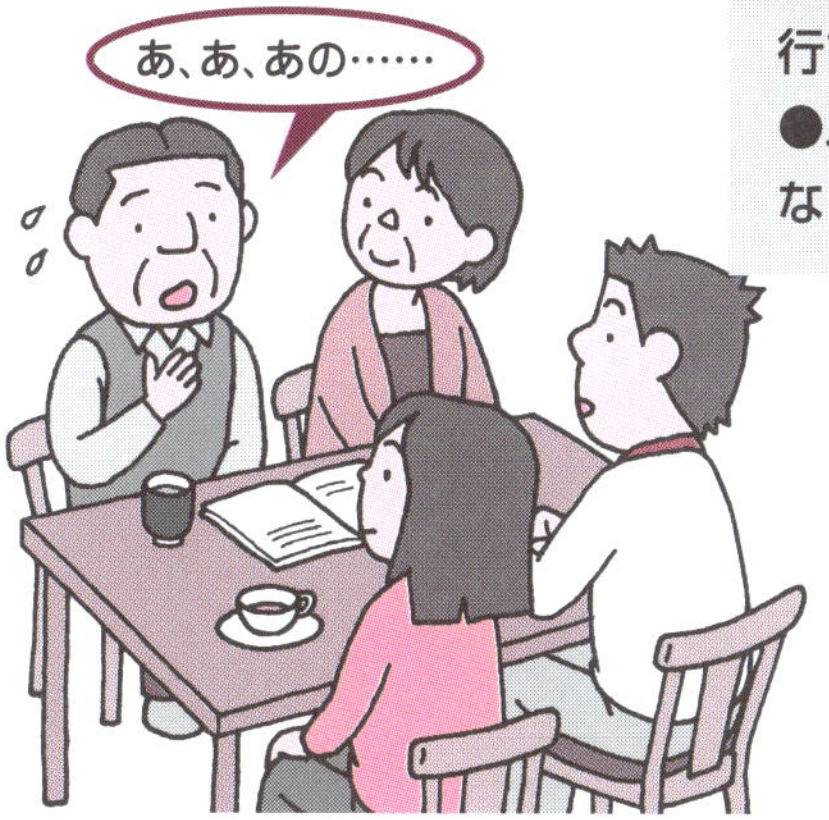

話すことや人の話を聞いて理解することが難しいなどの「失語症」も、高次脳機能障害の1つ

できることに注目

症状には個人差が大きく、どの機能がどの程度障害されているのかは、検査で明らかにできます。特徴を知って、できることを生かし生活に困らないようにします。

▼日常生活の対策例

- **本人は**　メモをとり周囲の人に確認してもらう、復唱して確認する、など
- **周囲の人は**　本人が話し終わるまで待つ、短文を区切って話す、など

くわしくは、橋本圭司監修『高次脳機能障害のリハビリがわかる本』講談社をご参照ください。

社会復帰①

周囲と相談して働き続けることを目指す

現役世代の場合、働くことは経済的なメリットだけでなく、自立のためにも重要です。今の自分に適した働き方を見つけましょう。

同じ勤務先に復帰するときは

後遺症の症状は人それぞれで、生活習慣病などへの考慮も必要です。勤務先との話し合いがスムーズにできるように主治医に情報を提供してもらい、復帰計画を進めましょう。

1 主治医に勤務情報を伝える

医師は、患者さんの仕事をくわしく知りません。勤務先から、自分の就業内容や主治医の意見がほしい点などを記した「勤務情報提供書」をもらい、主治医に提出します。

2 主治医から復職時の注意点を聞く

勤務情報提供書に基づき、主治医から診断書や意見書をもらいます。特に、現在の病状・症状とそれに伴う注意点、必要な配慮の有無などは重要な情報です。

現在の症状と今後の治療

就業を可能にするための条件や、現在の症状と今後の見通し、必要な治療や通院の予定など

仕事上必要な配慮

後遺症の説明や、後遺症などの影響で業務上の対応が必要になるもの、カバーのしかたの具体的なアドバイスなど

▼診断書の例

患者氏名	○○○○
住所	○○県○○市○○

病名	脳梗塞、高次脳機能障害(記
現在の症状	・脳梗塞の後遺症として、軽 過去の記憶は問題ありませ えにくい状態です。複数の 記憶の問題もあり、混乱し ・脳梗塞の再発がなければ せん。一方、後遺症の改善 れます。
治療の予定	・内服薬の継続が生涯必要で 通院が見込まれます。
退院後/治療中の就業継続の可否	□可(職務の健康への悪影響は ☑条件付きで可(就業上の措 □不可(療養の継続が望ましい
業務の内容について職場で配慮したほうがよいこと(望ましい就業上の措置)	・業務には、知能面、身体 ・記憶障害を補助する器具(などの配慮があれば、業 ・管理業務は、本人に任せ ポート体制があるとよいで ・本人もミスがないように、 す。最初の6ヵ月程度は、 考慮して、残業を控えた
その他配慮事項	・記憶障害は、高次脳機能障 害の1つです。職場の上 得ることが望ましいです。 ・本人と職場同僚のコミュ 切です。
上記の措置期間	○○○○年○○月○○日

(このページは、厚生労働省「事業場における治療と仕事の両立支援のためのガイドライン」平成31年3月改訂版をもとに作成)

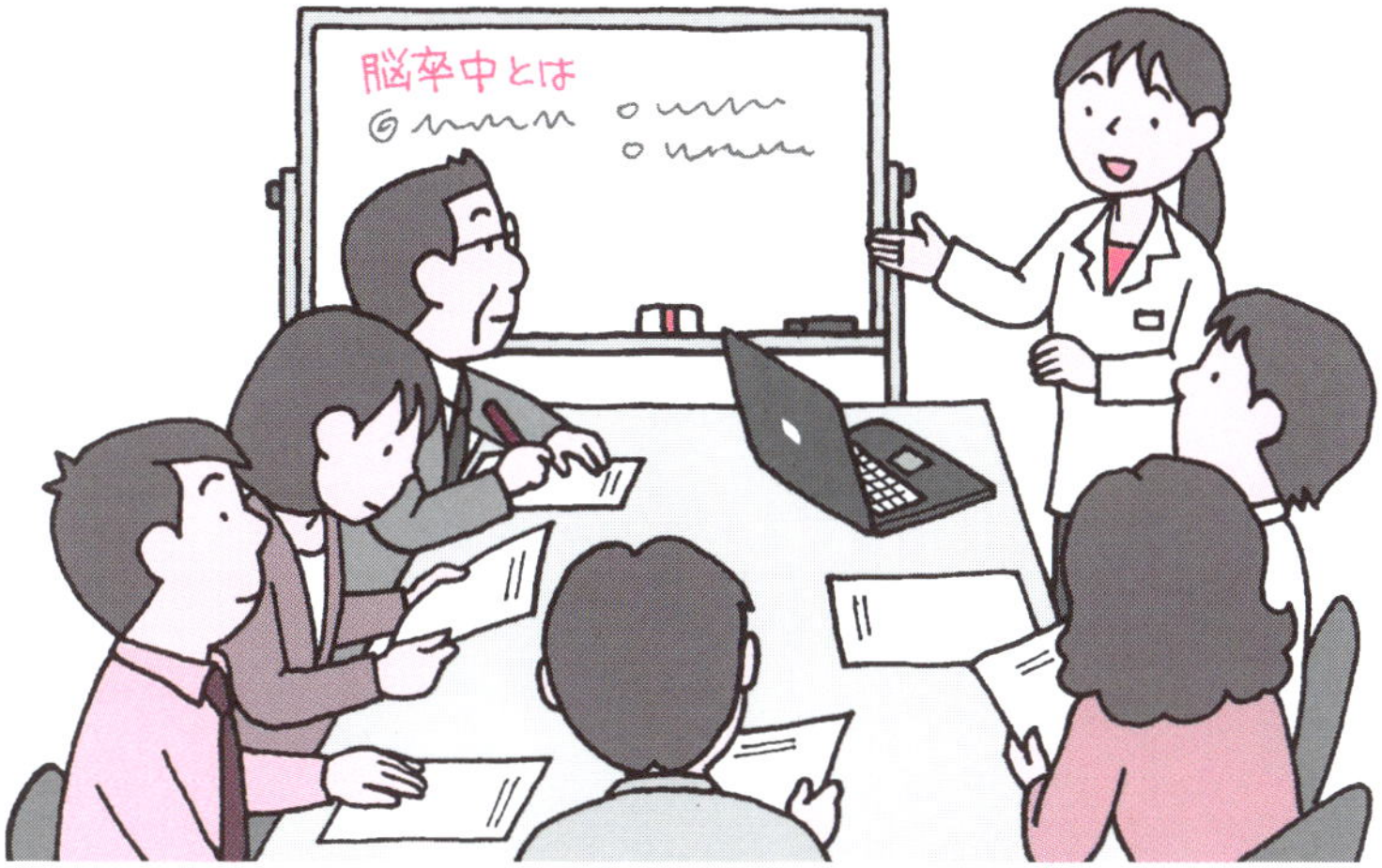

産業医や産業看護師に自分の後遺症や障害について、職場の同僚に説明してもらうのもよい

3 復帰のプランを立てる

主治医の診断書などをもとに、勤務先と相談し、具体的な復帰計画を立てます。プランは定期的に見直します。状態に応じて調整してもらうとよいでしょう。

勤務時間
いきなり通常勤務に戻らず、時短勤務や時間差通勤から始める。通院のための休みをとりやすいように、仕事を調整したり予定を伝えたりしよう

業務内容
マヒなどの後遺症があると、肉体労働や外回りの営業職では以前と同じ業務が難しいことも。異動による配置転換も検討する

配慮する点
視覚障害など後遺症の状態に応じたフォローが必要な場合は、その点を伝える。職場の同僚にも対応法の情報を共有してもらう

回復は人それぞれ。働き方を見直すことも

リハビリ専門病院から退院し、日常生活が安定してきたら、復職を検討します。勤務先に連絡をとり、復帰の計画を立てます。この際には主治医の意見書などが重要なので、主治医とも事前に話し合っておきます。

同じ業務に戻れない場合は、配置転換を検討します。例えば、外回りの多い営業職から内勤のデスクワークへの異動や、マヒや障害があっても可能な作業に替えるなど、自分に合った働き方にシフトします。

社会復帰②

発症前と比べず、今できることを生かす

後遺症が重いと、発症前の仕事に戻るのが難しい場合もあります。後遺症によっては、復職後に困難さに気づくことも。まずは勤務先と相談しましょう。

仕事を変えるときは

特に高次脳機能障害は見た目にわかりづらく、職場の理解がないと働きにくい後遺症です。まずは勤務先と相談し、転職せざるを得ない場合は主治医に診断書をもらい、就労支援を受けましょう。

相談先

- 障害者職業センター
- 障害者就業・生活支援センター
- ハローワーク（公共職業安定所）

転職を検討する場合、上記の窓口で相談を。各機関は連携していて、情報を得られます。身体障害者手帳（→ P91）を取得していれば、障害者雇用枠を利用できます。手帳がなくても相談できます。

支援

- 職業能の評価
- 職業訓練

など

職業相談や職業評価が受けられます。体の状態に応じ、どの職種なら働けるかを検討する職業能の評価や、新たな職に就くための職業訓練や講習の案内などもあります。

求職

- 求職活動
- 生活支援

職場の案内や職場定着支援などの就労に関するサポート、日常生活や社会生活に必要な支援を受けることもできます。ハローワークでは障害者枠での求職相談を受けられます。

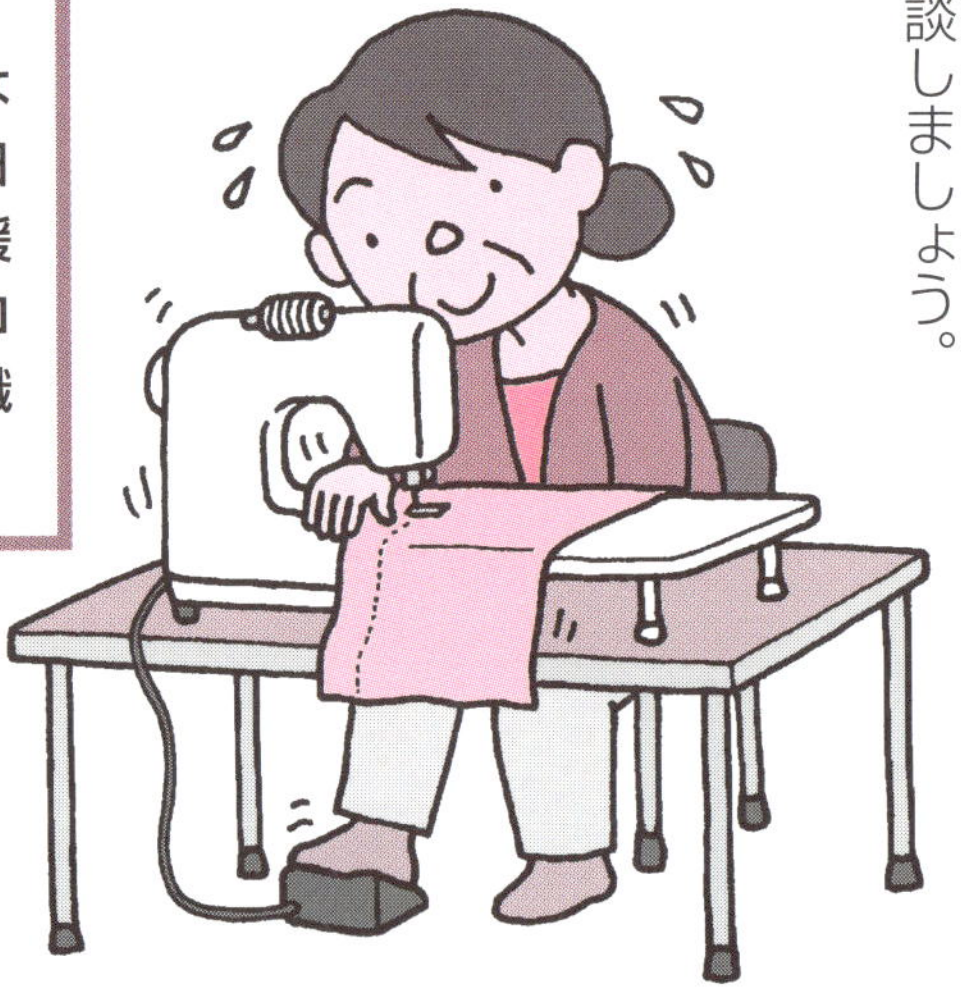

フットコントローラーを使えば、マヒがあってもミシンが使える。できることを生かす工夫をする

発症の前と後では心と体が変化している

仕事への復帰は、あせらず計画しましょう。脳卒中の後遺症のうち、体のマヒなどの運動機能はリハビリによって発症から三ヵ月ごろまでは目覚ましく回復しますが、六ヵ月をすぎるとほぼ固定されます。一方、言語障害などの高次脳機能障害は、発症後一～二年ほどは回復する人もいます。

重要なのは発症前の自分と比べず、今の体の状態に慣れることです。自分の体の使い方に慣れれば、少しずつですができることも増えてきます。支援システムも活用しましょう。

作業所でリハビリを兼ねて訓練することも

体の状態によっては、施設に入所し、日常生活の自立訓練や職業訓練を受ける方法もあります。身体障害者手帳の取得が必要なので、まず自治体の障害福祉課などの相談窓口へ。

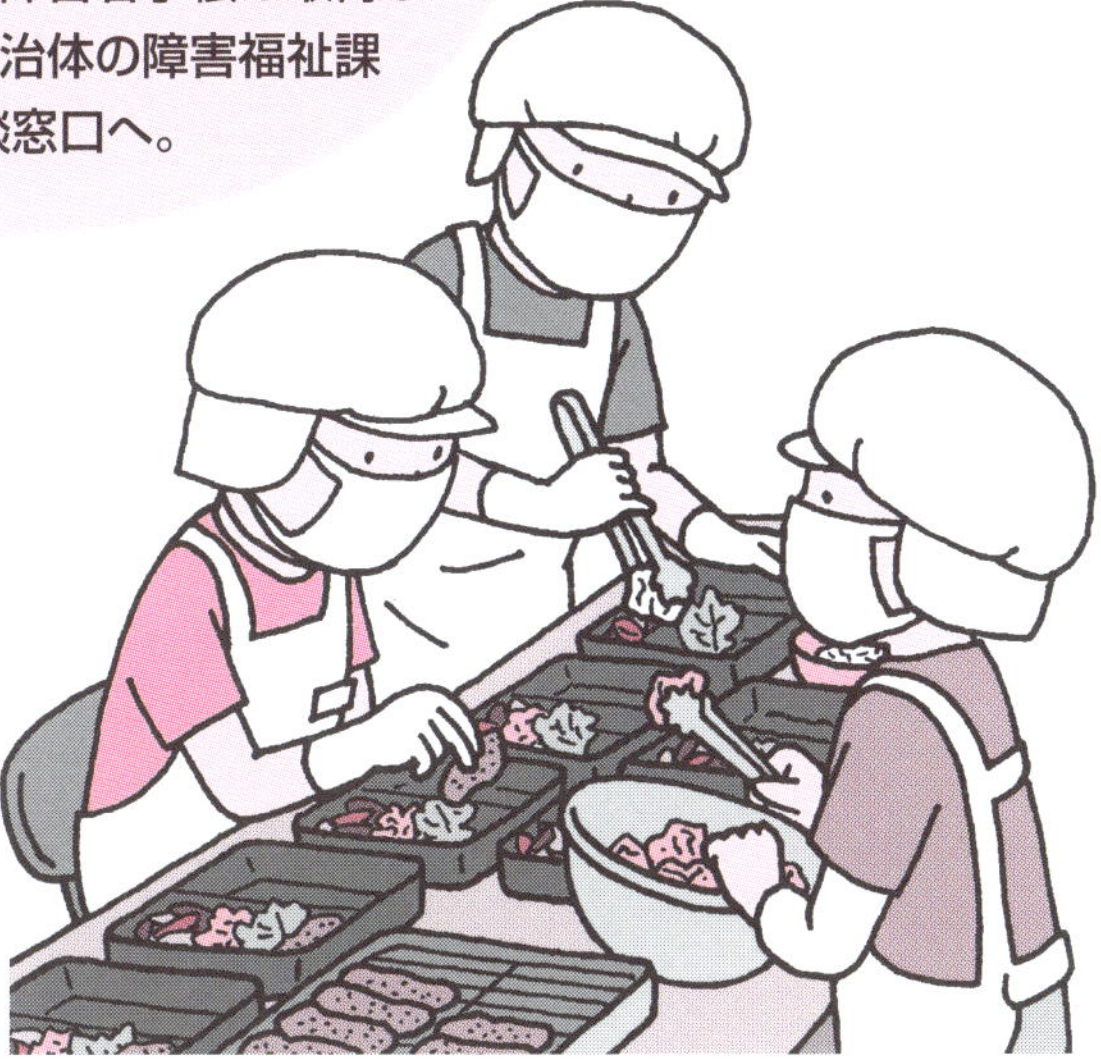

作業所では、障害のある人が工夫しながら働く。賃金は生計を立てられるほどではないが、働くことを通じて生活のリズムをつくる

自動車の運転を再開するには

脳卒中後に車の運転を再開するには、主治医に診断書をもらい、都道府県の運転免許更新センターで適性検査を受ける必要があります。「適性あり」の判定をもらわなければ、運転免許の更新はできません。

後遺症によっては、ハンドルなどの改造も必要です。改造には自治体の助成が受けられるので、管轄の警察署に相談を。

「適性なし」と判定された場合や運転に自信がない場合は免許証を返納しましょう。身分証明証が必要なら、運転経歴証明書の申請ができます。

▼運転経歴証明書のイメージ

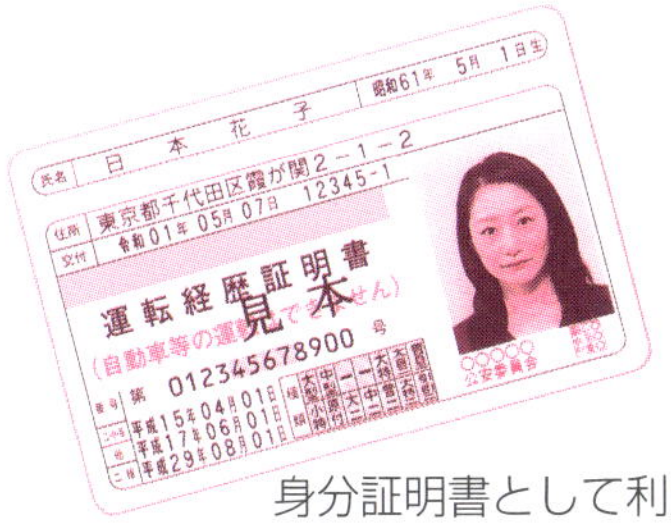

身分証明書として利用でき、更新も不要。運転はできない

(写真提供：警察庁)

憂うつ感は抱え込まず早めに主治医に相談

脳卒中後に気分の落ち込みや憂うつ感が強くなるのは、よくあることです。できるだけ早く主治医に相談してください。

うつのサイン

憂うつでやる気が起こらない、むなしい、眠れない、食欲がないといった症状はうつのサインかもしれません。仕事をしている人ではミスの増加や能率低下もサインです。

脳卒中を起こした人の二〜三割がうつ状態に

脳卒中はある日突然起こり、その日を境に生活を一変させます。命が助かってもショックは大きく、後遺症で以前のような生活ができなくなることも多いもの。にわかに脳卒中を受け入れがたいのは当然のことです。

脳卒中を起こした人はうつに

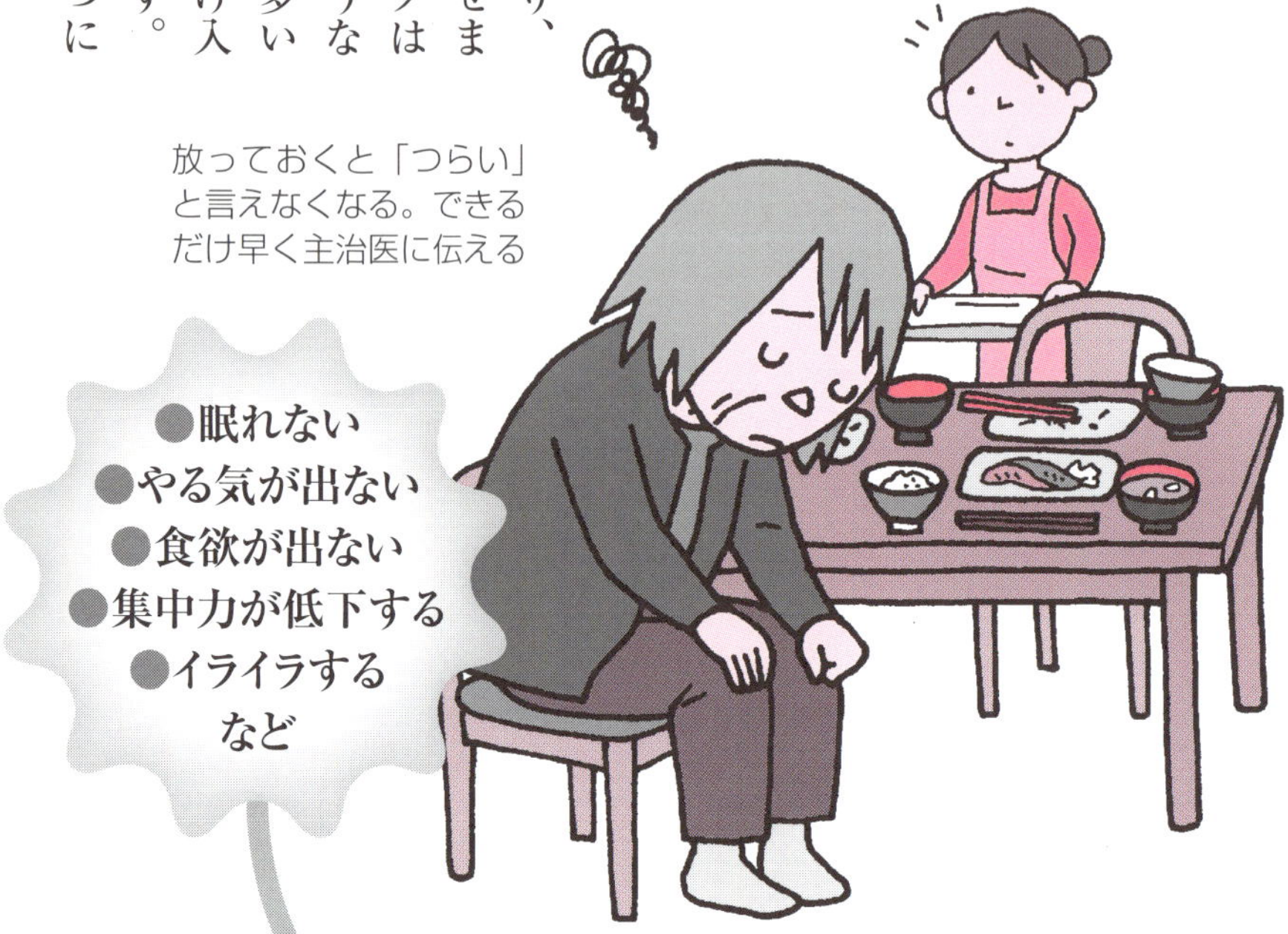
●眠れない
●やる気が出ない
●食欲が出ない
●集中力が低下する
●イライラする
など

放っておくと「つらい」と言えなくなる。できるだけ早く主治医に伝える

放っておかず主治医に伝える

主治医に相談するだけで、気分が晴れることもあります。必要なら専門医に紹介してもらい、カウンセリングや薬を使った治療も受けられます。

なりやすく、二〜三割が脳卒中後にうつになるといわれています。急性期よりも慢性期になるにつれて増えます。退院後は、どうしても発症前と比べてしまい、気持ちが揺れがちです。リハビリや社会復帰への意欲が失われる原因にもなります。

認知症の症状として、うつ状態になることもあります。鑑別のためにも主治医に相談することが重要です。

脳卒中を受け入れるまで

脳卒中や後遺症を受け入れるまでの心の動きには、5段階あるといわれます。こうした感情はごく当たり前のこと。医師や看護師、家族と話すことで受け入れやすくなります。

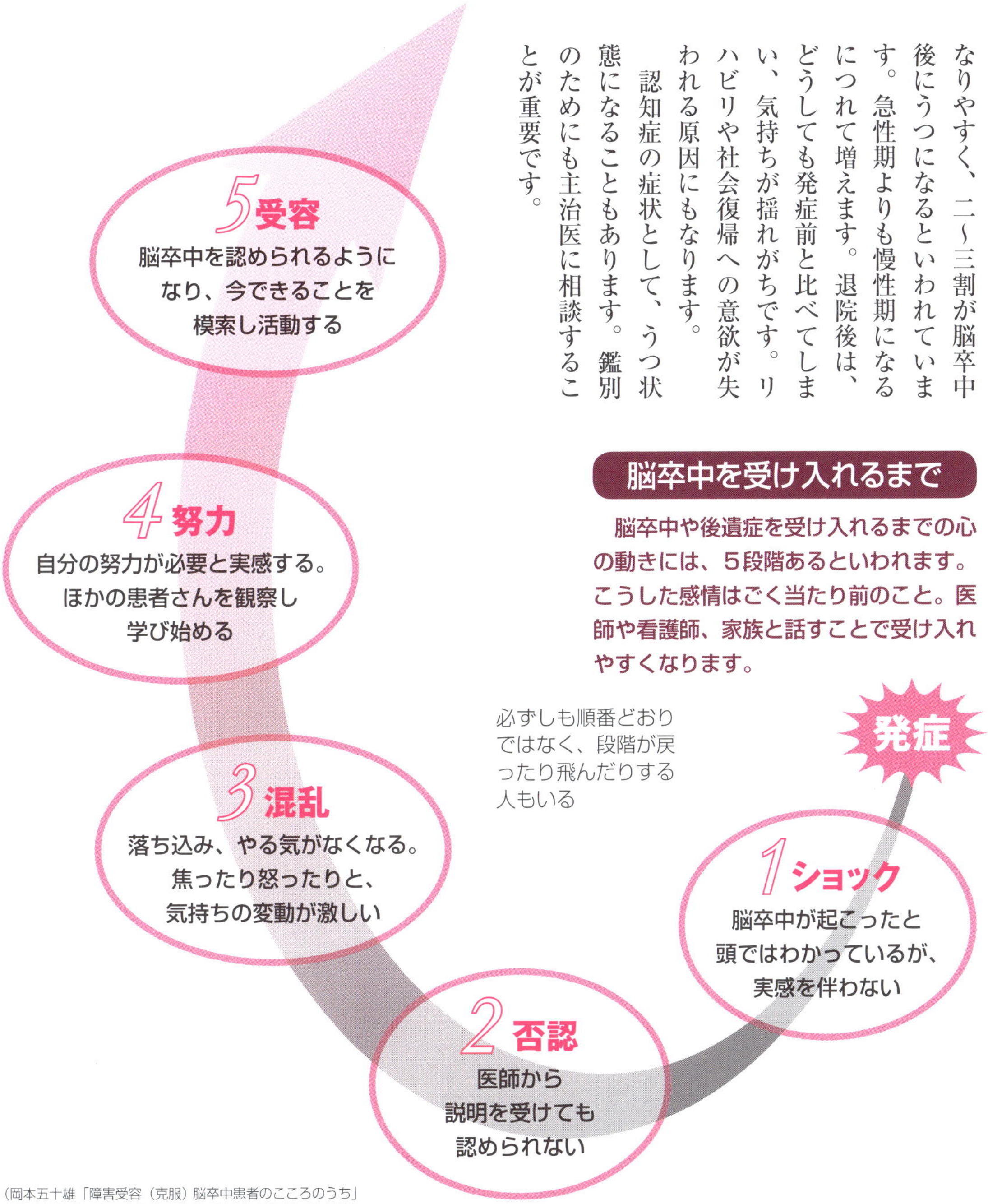
発症
1 ショック
脳卒中が起こったと頭ではわかっているが、実感を伴わない
2 否認
医師から説明を受けても認められない
3 混乱
落ち込み、やる気がなくなる。焦ったり怒ったりと、気持ちの変動が激しい
4 努力
自分の努力が必要と実感する。ほかの患者さんを観察し学び始める
5 受容
脳卒中を認められるようになり、今できることを模索し活動する
必ずしも順番どおりではなく、段階が戻ったり飛んだりする人もいる

（岡本五十雄「障害受容（克服）脳卒中患者のこころのうち」をもとに作成。Jpn J Rehabil Med VOL. 50 NO. 12 2013）

家族にできること

手伝いすぎないことが逆に手助けになる

自宅での介護・介助は想像以上に大変です。患者さん本人だけでなく、介護する人もがんばりすぎは禁物です。

家族の役割は、患者さんの心の支えになること

リハビリの専門病院などではできていたのに、自宅に戻ったらできなくなった、やらなくなったということが、よくあります。本人が言わなくても、家族が先んじて手を貸すケースもありがちです。

確かに本人がやるより家族が手伝ったほうが安全で、素早くできるでしょうが、これでは回復の妨げになってしまいます。

必要なのは、患者さんが安心できる心の支えです。家族で暮らしやすい雰囲気をつくりましょう。

あせらず見守る

後遺症によって、一つ一つの動作に時間がかかるのは当たり前のことです。不安かもしれませんが、必要なサポート以外は手を出さず見守ります。

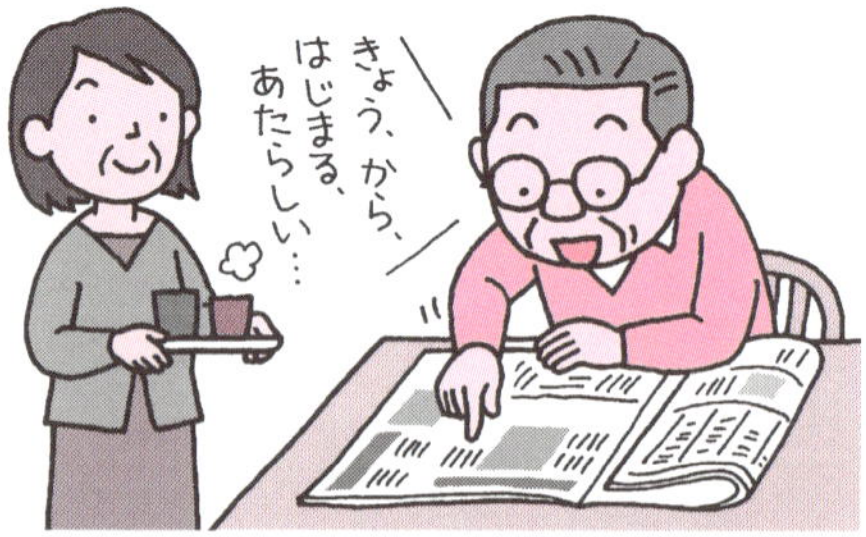

失語症があると、意思疎通に困ることが多いがリハビリである程度改善する。お互いに慣れるとわかりやすくなる

困ったら主治医に相談

退院後に性格が変わったりして、困ることもあります。これも高次脳機能障害の１つです。主治医に相談し、リハビリ専門病院などで検査してもらいましょう。

励まさず、話し合う

「がんばって」「〜したほうがいい」と言うと患者さんのプレッシャーになります。本人もあせったりイライラしたりしがちなので、「ゆっくりで大丈夫」と伝えましょう。

自分のことは自分でしてもらう

自分でできることも、続けないとできなくなります。時間がかかっても自分でやってもらいましょう。発症前より数倍時間がかかりますが、あきらめず続けることで少しずつ早くなります。

家族が抱えること

自分の生活
- 家事
- 仕事
- 育児

患者さんの介護
- 介助
- 治療の手助け、通院の付き添いなど

一人で介護を抱え込まない

介護は休みがなく、何かあれば夜中でも早朝でも動かざるを得ません。終わりが見えないため、介護者が無理をしすぎると「介護うつ」の心配もあります。それを防ぐには「介護者自身の生活」を守ることも大切です。

家事や働き方を見直す

介護する人が仕事をしている場合、離職せずに介護が続けられるように勤務先に相談を。介護する人が一人だと負担が大きすぎるため、家族みんなで協力しましょう。１～２人で暮らしている場合は公的サービスを最大限利用してください。

公的サービスを利用する

介護保険のデイサービスといった公的サービスを利用し、介護する人も仕事や休息ができる時間をつくりましょう。介護保険の利用は市区町村の担当窓口に申請してください（→ P90）。

家族のがんばりすぎを本人も心配している

介護してもらう人も、自分のために家族が無理をしているのは、よくわかっています。自分が家族の負担になっていると、心の中で自分を責めていることも。介護する人も積極的に休む時間をとることが、お互いのためになるのです。

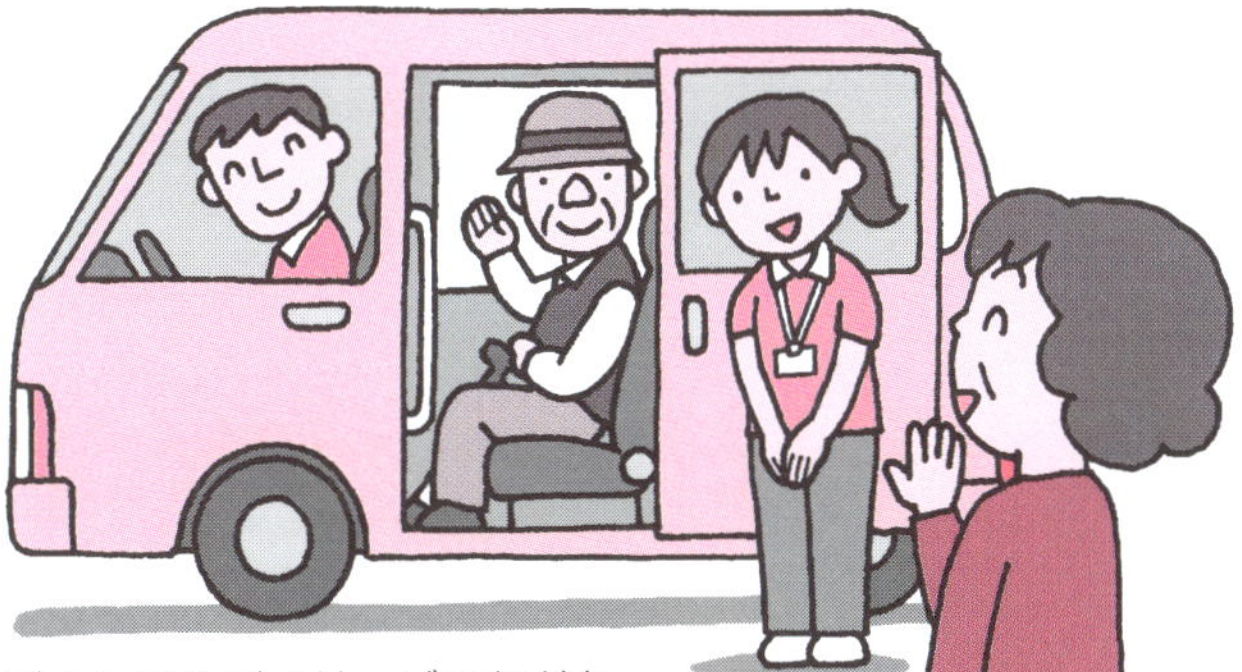

デイケアやデイサービスなどを利用して家族が全員無理せず暮らせるようにする

公的な支援

介護保険と身体障害者手帳で負担を軽減する

後遺症によって障害があると、生活面でさまざまな支援が必要になります。介護保険などを上手に活用しましょう。

介護保険の利用

脳卒中は特定疾病に該当するため、40～64歳でも利用できます。まず、申請して介護度の認定を受けます。受けられるサービスや費用は、要介護度によって異なります。

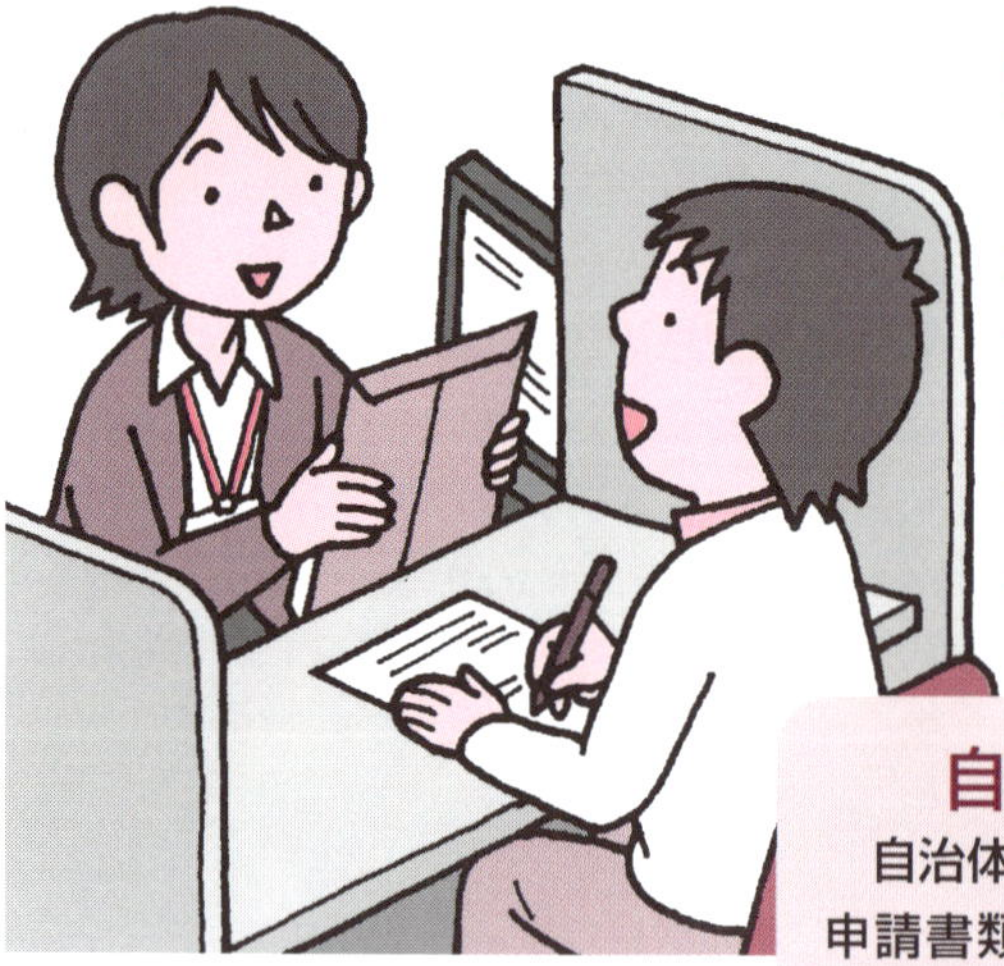

介護保険の利用申請は各自治体へ。書類はホームページや郵送でも入手できる。本人が難しければ、家族が代わりに手続きをおこなう

自治体へ申請する

自治体の介護保険の担当窓口で、申請書類を提出します。郵送でもOK。その後、調査員の訪問を受け、要介護度が決まります。要介護度は、要支援１～２と要介護１～５の７段階。申請からサービスの利用開始までは１ヵ月ほどかかります。

要支援の人は地域包括支援センターへ

要支援１～2は、地域包括支援センターが窓口です。要介護に進まないように予防支援を受けられます。該当しないと認定されても自治体で支援が受けられることもあるので、諦めずに相談してください。

要介護の人は居宅介護支援事業所へ

施設、居宅、地域密着型の３つのサービスを利用できます。ケアマネージャーを決め、具体的なケアプランを立てて事業所と契約すると、サービスを利用できるようになります。

くわしくは、牛越博文監修『最新版　図解　介護保険のしくみと使い方がわかる本』講談社をご参照ください。

身体障害者手帳も利用できる

介護保険とは別に、身体障害者手帳を取得することで各種サービスを受けることもできます。後遺症によるマヒなどの身体的障害があれば申請できます。障害の等級は１～６級で、再認定の際に等級の見直しがあることも。

申請は発症後6ヵ月経過してから

申請の条件は、発症から６ヵ月以上経過していること。障害がある程度固定されていないと申請できません。申請には自治体の指定医の診断書が必要で、自治体の窓口で手続きをします。

割引やサービスを受ける

減税や医療費の割引以外にも、自治体や企業によって独自のサービスが受けられます。身体障害者手帳は常に携帯しておくとよいでしょう。

▼手帳があると受けられること

- 障害者枠での雇用
- 税の控除・減税
- 医療費の助成・割引
- 公共交通機関やタクシーの料金割引

など

介護には経済的・身体的な負担も大きい

マヒなどの障害があると、家族の手を借りる場面が増えます。その結果、家族に経済的・身体的な負担が大きくのしかかるケースが多々あります。

負担を少しでも軽減するには、介護保険や障害者福祉サービスを利用します。両方を併用できないこともあるので、担当窓口で利用のしかたを相談するとよいでしょう。

入院や手術などで高額の医療費がかかった場合は、加入している健康保険の高額療養費制度も利用できます。忘れずに手続きをしましょう。

障害年金を受給できる人もいる

障害年金は、病気やけがなどで働けない人や日常生活が困難になった人が対象の公的年金です。初診日時点で、厚生年金と国民年金のどちらに加入しているかによって受け取る年金が異なります。

支給要件が複雑で、申請には診断書や受診状況等証明書などの書類も必要です。まずは、日本年金機構や社会保険労務士に相談してみましょう。

定期的な受診

かかりつけ医を中心に複数の医療機関を受診

脳卒中後の治療は、急性期の段階でクリティカルパスなどによってすでに方針が決められており、それに従って進められています。

スムーズに受診するには

退院後は、生活習慣病の管理など再発予防の治療のために、かかりつけ医を定期的に受診します。くわしい検査や専門医の診断が必要なときには、医療機関を紹介してもらいます。

基本はかかりつけ医へ

自宅などから通院しやすいクリニックや診療所の医師が、かかりつけ医になります。病状によりますが、2～4週間に1回の割合で受診します。

再発予防の治療や指導を受ける

かかりつけ医には、高血圧など生活習慣病の管理、薬の処方や調整、生活習慣や食事の指導などをしてもらいます。風邪などの体調不良のときも、かかりつけ医を受診します。

ちょっとした変化や心配事もかかりつけ医に相談する

退院後は、クリティカルパス（→P30）に従って、かかりつけ医が主治医になります。

慢性期で重要なのは、生活習慣病の管理などを続けながら、日常生活を送ること。受診しやすい場所にあり、全身をみてくれて気軽に相談できる、かかりつけ医が適しているのです。

別の医療機関を受診するときも、かかりつけ医に伝えて紹介状（診療情報提供書）をもらったほうが、受診先の医師も助かります。近年、病院間で医療情報をネットワーク上で連携できる地域もあります。

画像検査は別の医療機関へ

再発予防には、半年～1年に1回程度、定期的な脳と脳血管の画像検査が必要です。受診先は、急性期や回復期に入院していた病院、脳外科のある最寄りの総合病院が多く、かかりつけ医に紹介してもらい受診します。

2冊の手帳をもって受診する

かかりつけ医を受診するときは、家庭血圧を記録した「血圧手帳」と、処方薬の記録「お薬手帳」を持参します。この2つの手帳は、別の医療機関を受診する際にも提示します。

かかりつけ医だけでなく、検査をおこなう医師も治療経過がわかるので便利

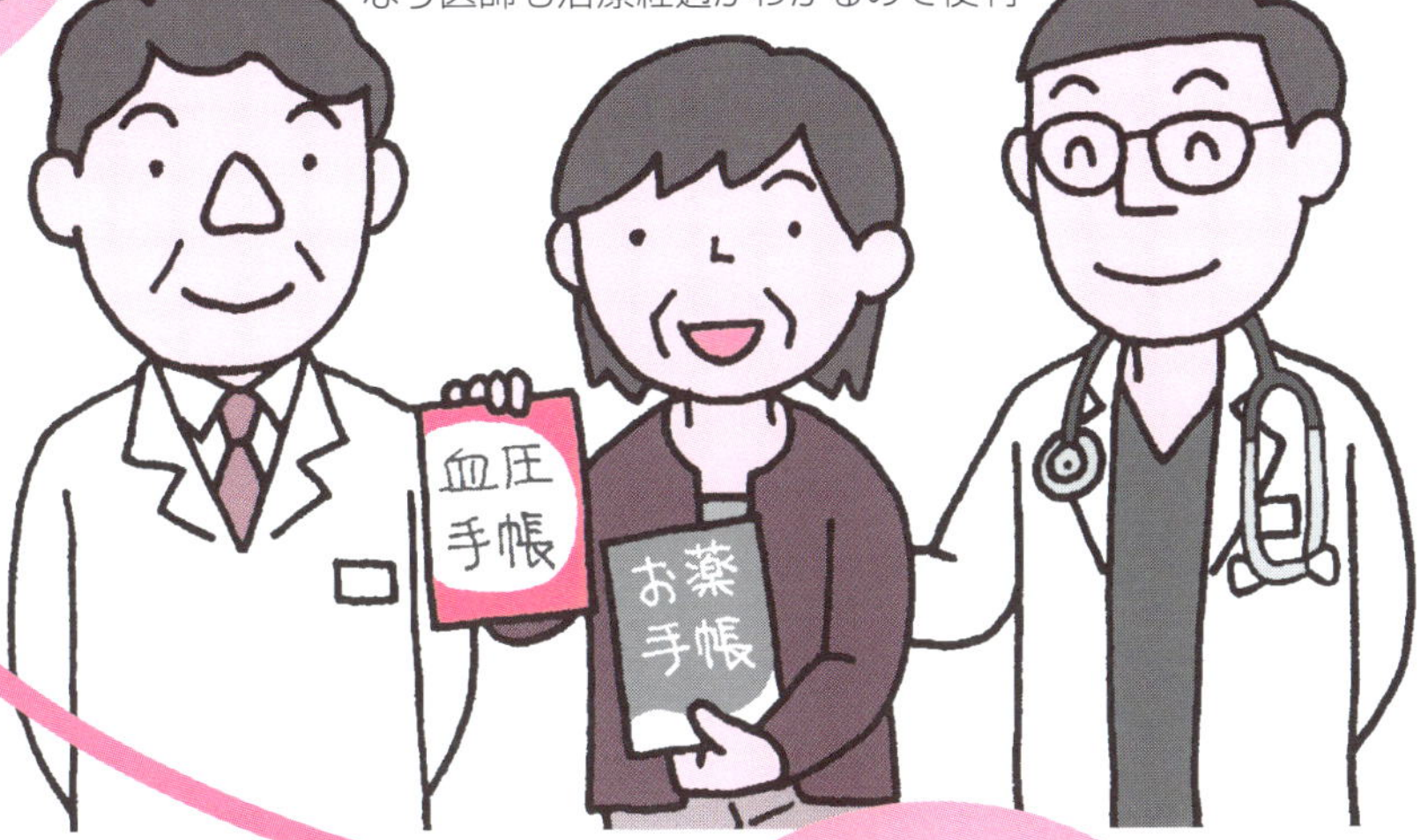

画像検査を受けて再発をチェック

新たな脳卒中がないか、血管の動脈硬化の状態はどうかを調べます。脳や脳血管のMRIやMRA、CTのほか、頸動脈エコーなどがあり、必要に応じて複数受けることもあります。

リハビリの指導を受けたり相談したりする

(→P25)

定期的にリハビリ施設へ

後遺症の症状・程度によっては、リハビリを週に数回継続する必要があります。介護サービスを利用する場合、リハビリは施設に通う通所リハビリと、自宅に訪問してもらっておこなう訪問リハビリがあります。

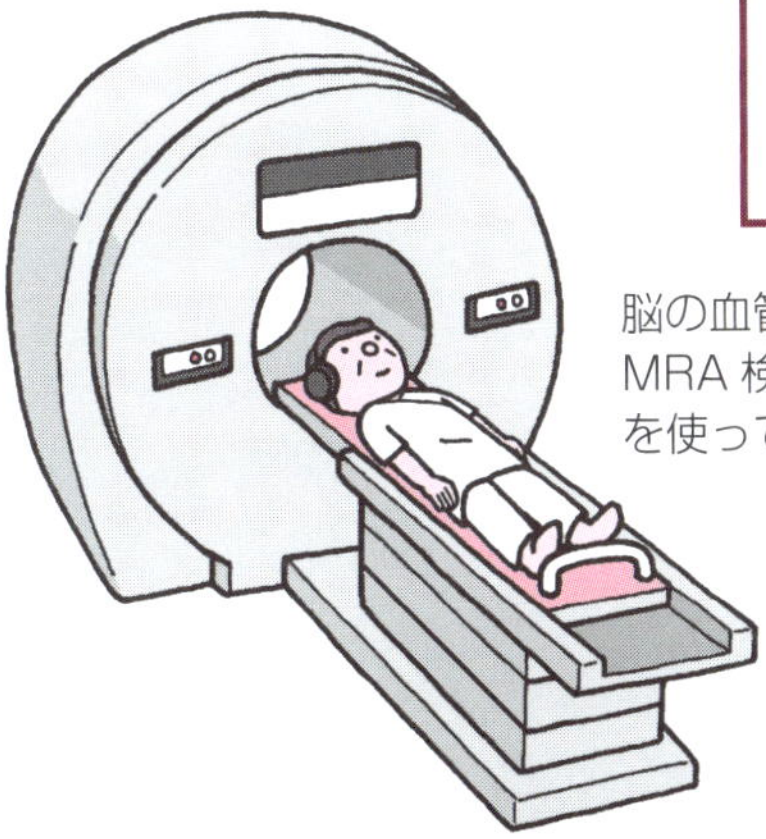

脳の血管を調べる検査はMRA検査。MRIの機器を使って撮影する

再発時のサイン

初発と違うことが多い。「FAST」で気づく

脳卒中の再発は、前回と同じ部位に起こることはまれで、ほとんどは別の部位に起こります。つまり、症状も前回とは違うのです。

発症のサイン

脳梗塞や脳出血を再発した場合、大きな発作であれば気づきますが、かすかな兆候は本人が気づかないこともあるので、周囲の人も気をつけます。「何かおかしい」と感じたら、「FAST」でチェックしましょう。

Face

半身マヒが起こると、顔の左右どちらかがゆがみます。「イー」と発声してもらい、顔の左右のゆがみをチェック。口角の高さが左右で違えばマヒがあると判断できます。

Arm

片方の腕が上がらなくなります。目を閉じ、手のひらを上にして水平になるように両腕を上げてもらいます。片方の腕が下がるとマヒが起こっています。

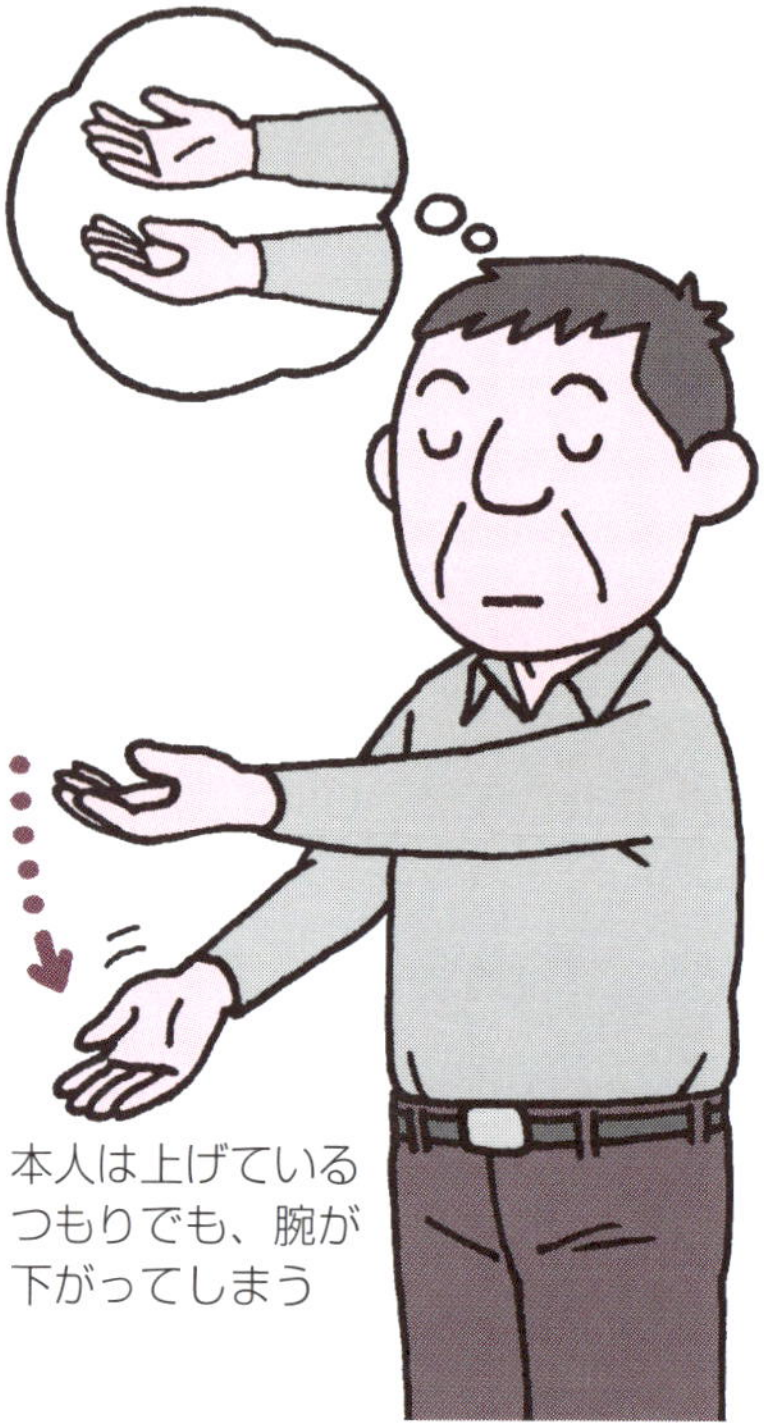
本人は上げているつもりでも、腕が下がってしまう

Speech

ろれつが回らず、うまくしゃべれなくなります。舌がもつれて言葉がスムーズに出てこない、意味不明なことを言う場合は脳に異常が起こったと考えられます。

Time

F・A・Sのうち、いずれかの症状があれば、一刻も早い対処が必要です。すぐに救急車の手配を(→ P96)。一見軽症でも、しばらくたって大きな発作が起こる可能性があります。

発症のサインは初発と違うことが多い

脳卒中の再発と聞くと、最初と同じ症状が起こると思われがちです。しかし、ほとんどは初発の発症部位とは別の部分が詰まったり破れたりします。発症部位が違えば、現れる症状も変わります。前回とは違う症状だからといって放っておいてはいけません。

ＴＩＡ（→Ｐ19）では、症状がすぐに治まることがあります。様子を見たりせず、できるだけ早く医療機関を受診してください。

「いつもと違う」感じも重要

すでに後遺症によって障害があると、再発に気づきにくい場合もあります。「いつもと違う」といった違和感がカギです。本人だけでなく、ふだんをよく知る家族の勘や気づきも重要です。

自分で気づくには

毎日鏡を見て、顔つきに異変がないかチェックしましょう。毎日体を動かしていると、手や足の動きに異常があるときに「いつもより動かしにくい」と気づきやすくなります。

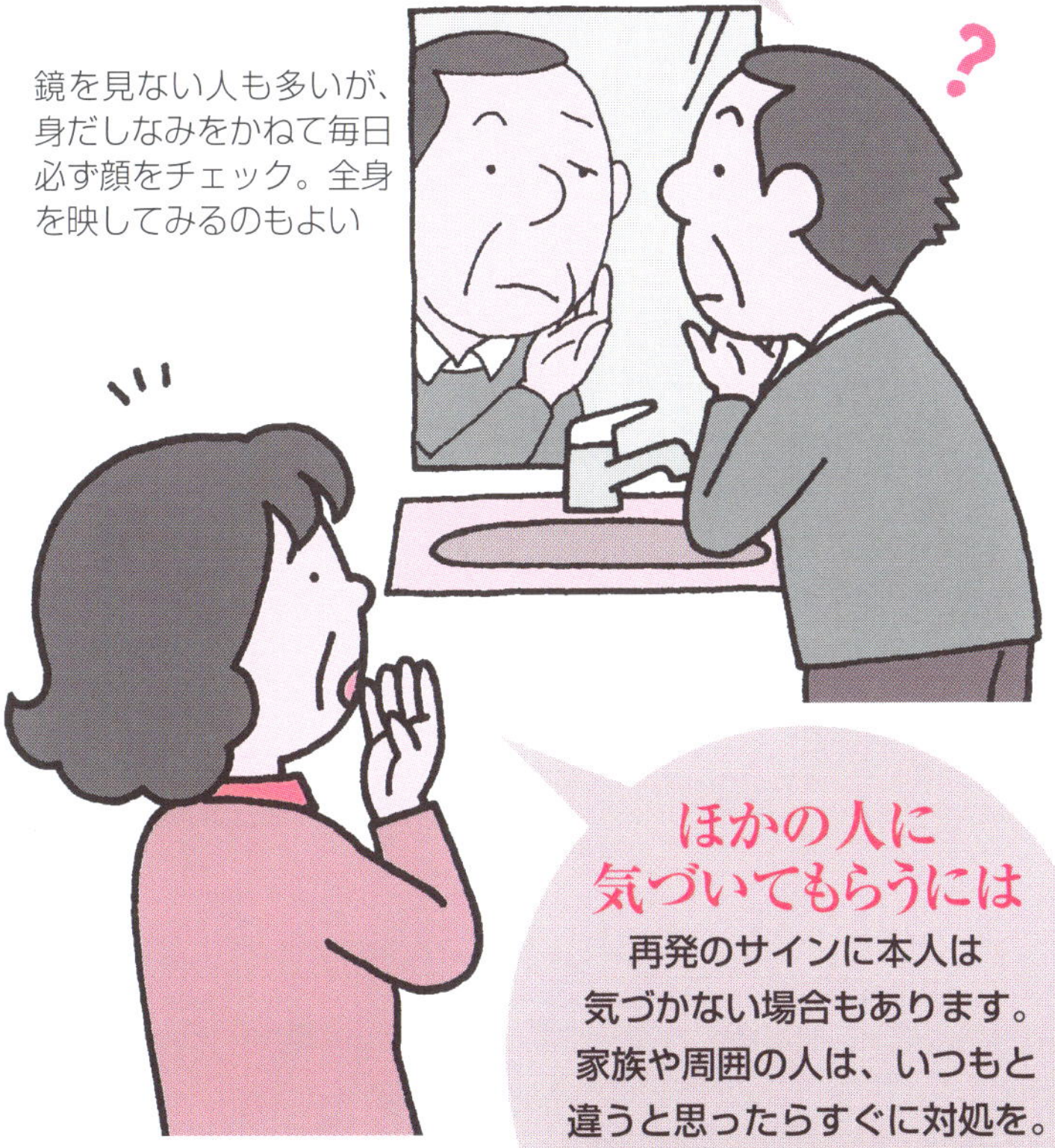

鏡を見ない人も多いが、身だしなみをかねて毎日必ず顔をチェック。全身を映してみるのもよい

ほかの人に気づいてもらうには

再発のサインに本人は気づかない場合もあります。家族や周囲の人は、いつもと違うと思ったらすぐに対処を。異変に気づくためにも、毎日コミュニケーションをとることが重要。

長年連れ添っていると、無言でコミュニケーションがとれるかもしれないが、脳卒中後は、毎日声をかけ合おう

再発時の対処

迅速な救急車の手配と治療を最優先に

初発時同様、再発でも治療は一刻を争います。すぐに救急車を手配し、少しでも早く治療を受けられる方法を優先します。

時間を最優先に

FASTの「T」で述べたように時間が最も重要。発症直後から3時間以内の受診が目標です。脳梗塞の場合、血栓を溶かす薬を使えるタイムリミットは、発症から4時間半以内だからです。

救急車を呼ぶ

再発のサインに気づいたら、ためらわずに119番に電話して救急車を手配します。その際に患者の年齢、性別、脳卒中の疑いがあることを伝えてください。手配したら、患者さんを安静にさせます。

緊急時に必要な情報

- 発症時の様子・時間
- ふだん治療している病気、服用している薬
- かかりつけ医の連絡先

など

ふだんからお薬手帳や家族の連絡先を携帯する習慣をつける。緊急時に対処しやすい

▼安静にするときのポイント

立っていると脳の血流が低下しやすいため、横になるのが基本。ベルトや首元のボタンなど、体を締め付けるものは外す

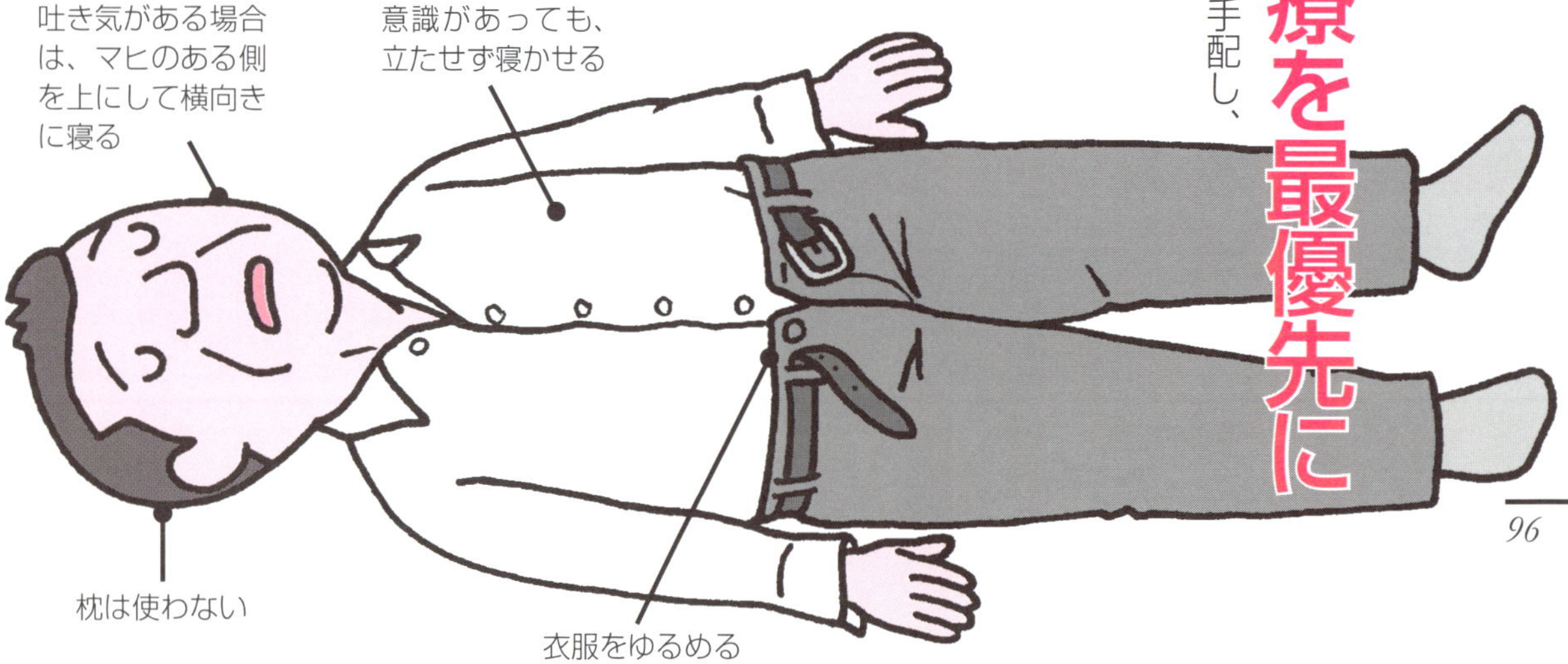
吐き気がある場合は、マヒのある側を上にして横向きに寝る
意識があっても、立たせず寝かせる
枕は使わない
衣服をゆるめる

なじみの病院にこだわらない

再発といえども、どのタイプの脳卒中かは検査をしなければわかりません。初発が脳梗塞だったからといって、今度も同じとはかぎらないのです。

前回と同じ医療機関でみてもらいたいと思うかもしれませんが、それにこだわりすぎないことです。治療開始にはタイムリミットがあります。その医療機関がすぐに受け入れ可能かどうかはわかりません。どこに搬送されるかは、救急隊員に任せるのがよいでしょう。

発症の時間や症状などは、救急隊員と救急医のあいだでも情報交換をする。とても重要な情報なので、家族や付き添いの人も何度も同じことを聞かれる。必ず記録しておこう

急性期治療を受ける

医療機関では、再発の疑いから病状を推測し、画像検査などをおこないます。付き添った人は発症の時刻や病状を、救急医や看護師に伝えます。初発の脳卒中の病状、ほかの持病、かかりつけ医、初発時の医療機関も伝えるとベストです。

治療が始まったら、家族はかかりつけ医に知らせておく

搬送先の救急医から、かかりつけ医に医療情報提供の依頼がされるので、倒れた直後に家族がかかりつけ医に知らせる必要はありません。急性期治療が始まってから、一度連絡を入れましょう。

再発予防の治療を見直してもらう

急性期治療が一段落ついたら、すぐに再発予防へ。初発と再発の病状や治療の経過によって、どの点を強化し改善すべきかを、医師とよく相談します。

COLUMN

今までの健康診断はこれからも受け続けて

受診時に受ける検査とは目的が違う

脳卒中の再発予防のため、定期的に画像検査や血液検査などを受けていると、それで全身の健康診断もできていると思ってしまう人が多いのですが、これはまちがいです。

受診時の検査は、あくまで脳卒中の再発を防ぐためのものなので、ほかの病気まで見つけるのは難しいのです。もちろん、よほどの異常があれば医師も気づきますが、全身状態をくわしくチェックするための検査ではありません。

脳卒中を起こした人は、年齢的にもがんなどの別の病気の心配もあります。受診とは別に、全身をチェックする健康診断も受けておきたいもの。女性は、乳がんや婦人科系の病気もチェックするのがおすすめです。

例えば、自治体のがん検診でもよいですし、多少費用はかかりますが、一年に一回人間ドックや脳ドックを受けるのもよいでしょう。

▼健康診断で調べること

● 血液検査

血液に含まれる成分から、病気の有無や状態が推測できる。赤血球の数などから貧血の有無を調べ、肝機能や血中脂質、血糖なども調べる

● 尿検査

主に腎機能を調べる。尿たんぱくや尿窒素などから腎機能の異常がわかり、尿糖が出ていると糖尿病が疑われる

● エックス線検査

胸部エックス線検査では主に肺の状態をチェックする。肺がんがみつかることも。胃部エックス線検査は胃の形や動きなどを調べる

● そのほか……

医師の問診や聴診、視診がおこなわれる。血圧や、身長・体重を測定する。必要に応じて心電図検査や便の検査、視力検査もおこなわれる

健康ライブラリー イラスト版

脳《のう》卒《そっ》中《ちゅう》の再《さい》発《はつ》を防《ふせ》ぐ本《ほん》

2019年 9 月10日 第1刷発行
2023年10月10日 第3刷発行

監　修	平野照之(ひらの・てるゆき)
発行者	髙橋明男
発行所	株式会社講談社 東京都文京区音羽二丁目12-21 郵便番号　112-8001 電話番号　編集　03-5395-3560 販売　03-5395-4415 業務　03-5395-3615
印刷所	TOPPAN株式会社
製本所	株式会社若林製本工場

N.D.C. 493　98p　21cm

KODANSHA

ISBN978-4-06-516835-6

■監修者プロフィール
平野 照之（ひらの・てるゆき）
杏林大学医学部脳卒中医学教室教授。杏林大学医学部付属病院脳卒中センター長。
1988年熊本大学医学部卒業、同第一内科入局。91年国立循環器病センター、96年豪州メルボルン大学、98年熊本労災病院、99年熊本大学神経内科を経て、2012年大分大学准教授。2014年より現職。
日本脳卒中学会理事、日本神経学会代議員、日本神経治療学会理事、日本老年医学会代議員、日本栓子検出と治療学会理事、日本脳神経超音波学会評議員など、数々の学会の要職を務める。日本神経学会認定専門医、指導医。日本脳卒中学会専門医。日本内科学会認定内科医、指導医。

■参考資料
●各種ガイドライン
日本脳卒中学会 脳卒中ガイドライン委員会編『脳卒中治療ガイドライン2021』協和企画、2021年
日本高血圧学会 高血圧治療ガイドライン作成委員会編『高血圧治療ガイドライン2019』ライフサイエンス出版、2019年
日本糖尿病学会編・著『糖尿病治療ガイド2018-2019』文光堂、2018年
日本動脈硬化学会『動脈硬化性疾患予防のための脂質異常症診療ガイド 2018年版』2018年
●講談社の本
山根禎一監修『不整脈・心房細動がわかる本』2018年
中里信和監修『「てんかん」のことがよくわかる本』2015年
苅尾七臣監修『高血圧を自分で下げる5つの習慣』2014年
高木誠監修『脳梗塞の防ぎ方・治し方』2012年
上山博康監修『脳動脈瘤がみつかったら』2011年
福井次矢ほか編『あなたの家族が病気になったときに読む本 脳卒中』2006年
●そのほか
高木誠、四津良平監修『詳しくわかる脳梗塞の治療と安心生活』主婦と生活社、2018年
岡田靖総監修『別冊NHKきょうの健康 脳梗塞』NHK出版、2017年
待島克史著、落合卓監修『身近な人が脳卒中で倒れた後の全生活術』時事通信社、2016年

●編集協力　オフィス201、重信真奈美
●カバーデザイン　松本 桂
●カバーイラスト　長谷川貴子
●本文デザイン　勝木デザイン
●本文イラスト　松本剛、千田和幸

講談社　健康ライブラリー　イラスト版

狭心症・心筋梗塞
発作を防いで命を守る

国家公務員共済組合連合会立川病院院長
三田村秀雄　監修

もしものときに備えて自分でできる対処法。
発作を防ぐ暮らし方と最新治療を徹底解説！

ISBN978-4-06-259817-0

不整脈・心房細動がわかる本
脈の乱れが気になる人へ

東京慈恵会医科大学循環器内科教授
山根禎一　監修

不整脈には、治療の必要がないものと、放っておくと脳梗塞や心不全になるものがある。不整脈の治し方とつき合い方を徹底解説。

ISBN978-4-06-512942-5

糖尿病は先読みで防ぐ・治す
ドミノでわかる糖尿病の将来

慶應義塾大学医学部腎臓内分泌代謝内科教授
伊藤　裕　監修

糖尿病はドミノ倒しのように病気を起こす。
タイプで違う合併症の現れ方と対処法を徹底解説！

ISBN978-4-06-259816-3

新版 入門 うつ病のことがよくわかる本

日本うつ病センター顧問
野村総一郎　監修

典型的なうつ病から、薬の効かないうつ病まで、
最新の診断法・治療法・生活の注意点を解説。

ISBN978-4-06-259824-8

心臓弁膜症
よりよい選択をするための完全ガイド

国際医療福祉大学三田病院心臓外科特任教授
加瀬川　均　監修

患者数・手術数とも多いのに知られていない一方、放置すれば心房細動や心不全のおそれも。基礎知識から最新治療法まで徹底解説。

ISBN978-4-06-523502-7

まだ間に合う！ 今すぐ始める認知症予防
軽度認知障害（MCI）でくい止める本

東京医科歯科大学特任教授／メモリークリニックお茶の水院長
朝田　隆　監修

脳を刺激する最強の予防法「筋トレ」&「デュアルタスク」。
記憶力、注意力に不安を感じたら今すぐ対策開始！

ISBN978-4-06-259788-3

脂質異常症がよくわかる本
コレステロール値・中性脂肪値を改善させる！

帝京大学臨床研究センター　センター長
寺本内科・歯科クリニック内科院長
寺本民生　監修

「薬なし」で数値を改善する食事療法・運動療法のコツを図解！
薬の始めどき・やめどき、動脈硬化が進んだときの対策まで。

ISBN978-4-06-259823-1

高次脳機能障害のリハビリがわかる本

はしもとクリニック経堂院長
NPO法人高次脳機能障害支援ネット理事長
橋本圭司　監修

忘れっぽい、怒りっぽい、疲れやすい――
脳損傷後に現れる後遺症への理解が深まる実践リハビリの決定版。

ISBN978-4-06-259760-9